癫痫术前评估
脑电图图谱

主　编　王玉平

副主编　徐翠萍　李莉萍　杜　薇

编　委（以姓氏笔画为序）

王　黎　王玉平　朴媛媛　任连坤　刘　静
孙　莹　杜　薇　李莉萍　杨莹雪　张守文
张国君　张夏婷　张梦瑶　陈　佳　林　华
林一聪　郝文思　倪端宇　徐翠萍　黄朝阳
遇　涛　翟　怡　魏　敏

人民卫生出版社
·北京·

图书在版编目（CIP）数据

癫痫术前评估脑电图图谱 / 王玉平主编 . —北京：
人民卫生出版社，2021.9（2024.2 重印）
ISBN 978-7-117-32106-8

Ⅰ.①癫… Ⅱ.①王… Ⅲ.①癫痫 – 外科手术 – 评估
– 脑电图 – 图谱 Ⅳ.①R742.1

中国版本图书馆 CIP 数据核字（2021）第 192173 号

人卫智网	www.ipmph.com	医学教育、学术、考试、健康， 购书智慧智能综合服务平台
人卫官网	www.pmph.com	人卫官方资讯发布平台

癫痫术前评估脑电图图谱
Dianxian Shuqian Pinggu Naodiantu Tupu

主　　编：王玉平
出版发行：人民卫生出版社（中继线 010-59780011）
地　　址：北京市朝阳区潘家园南里 19 号
邮　　编：100021
E - mail：pmph @ pmph.com
购书热线：010-59787592　010-59787584　010-65264830
印　　刷：北京建宏印刷有限公司
经　　销：新华书店
开　　本：889×1194　1/16　　印张：27.5
字　　数：852 千字
版　　次：2021 年 9 月第 1 版
印　　次：2024 年 2 月第 2 次印刷
标准书号：ISBN 978-7-117-32106-8
定　　价：228.00 元

打击盗版举报电话：010-59787491　E-mail：WQ @ pmph.com
质量问题联系电话：010-59787234　E-mail：zhiliang @ pmph.com

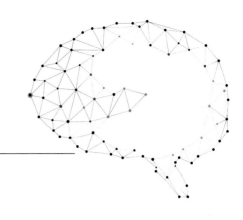

主编简介

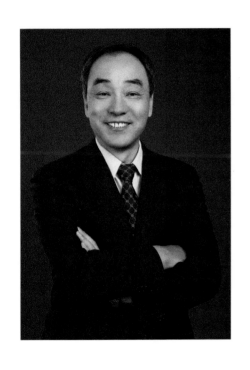

王玉平,博士、主任医师、教授、博士研究生导师、首都医科大学宣武医院神经内科前任主任。毕业于河北医学院医学系,1983年获学士学位,1986年获硕士学位;1996年毕业于日本鸟取大学研究生院获博士学位;1998年中国医学科学院北京协和医院博士后出站。此后在首都医科大学宣武医院神经内科工作,先后建立了不自主运动门诊、癫痫中心、睡眠中心等医疗专科;成立了北京市综合癫痫诊疗中心、脑功能疾病调控治疗北京市重点实验室、北京脑重大疾病研究院睡眠和意识障碍研究所等研究机构。从事脑血管病、癫痫、睡眠、认知、情感障碍等疾病的病理生理研究。发现了认知电位成分 N270,创建了多项临床诊断和治疗技术,建立了规范化癫痫术前评估流程,制定了多项脑功能疾病神经刺激治疗方案,开发了多种疾病诊断与治疗装置。完成多项国家自然科学基金、"863"计划、国家重点研究专项等课题任务,先后获得"中华医学科技奖""北京市科技进步奖""吴阶平医学研究奖"等。

现有学术任职包括:中国抗癫痫协会副会长、癫痫中心规范化建设工作委员会主任委员;中华医学会心身医学分会副主任委员;中华医学会神经病学分会常委、睡眠障碍专业学组组长;中国医疗保健国际交流促进会神经病学分会主任委员;中国医药教育协会神经内科专业委员会主任委员;中国医师协会毕业后医学教育委员会神经内科副主任委员;国际抗癫痫联盟(International League Against Epilepsy,ILAE)驾驶指南工作委员会委员;国际临床神经电生理联盟(International Federation of Clinical Neurophysiology,IFCN)癫痫发作自动检测装置指南工作委员会委员;*Frontiers in Neurology*(*epilepsy section*)副主编、*Sleep Medicine*、*Clinical Neurophysiology*、*Journal of Clinical Neurophysiology*及《中华神经科杂志》等编委。

序

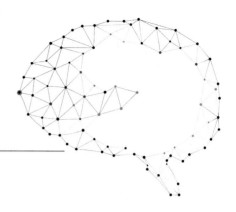

　　癫痫几乎尽人皆知，但却是尚未被完全揭示奥秘的疾病。不论年龄大小，没有贫富差异，从初生婴儿到耄耋老人，不管是平民百姓还是世界名人，都有可能罹患癫痫，成为癫痫的受害者。拿破仑是天才的军事指挥家，但他也是一名癫痫患者；陀思妥耶夫斯基是世界文豪，也同样受到癫痫的折磨；梵高是伟大的画家，癫痫于他是挥不去的阴影；诺贝尔虽然妇孺皆知，但是很少有人知道他患有癫痫……智力与癫痫相关，但成就却不因癫痫而褪色。有位少年自幼癫痫发作，智力低下，但他却是个计算奇才，能够将大数目复杂计算的正确答案脱口而出，据数学专家当场测试，他计算的速度超过电脑。不可思议的是，他自己说不出是如何计算的，那么他的计算能力是否与癫痫有关？由此可见，癫痫确实是值得深入研究的疾病。

　　20世纪30年代，著名癫痫病学家Penfield和Jasper写道"癫痫可能与人类本身一样古老"。事实可能的确如此。4 000年前在美索不达米亚（大部分在今伊拉克共和国境内）的尼尼微泥板书用阿卡德语描述了全身抽搐发作；同时代刻于石碑上的《汉谟拉比法典》也有关于癫痫的条款，可惜是歧视性的。此后，公元前1700年在中国，公元前1600年在埃及，公元前1000年在印度，公元前1067年在巴比伦均对癫痫做了详细描述。甚至在15世纪，印加帝国用克丘亚语详细描述了最后一位国王的王后Chimbo Mama Cava的癫痫发作过程。由此可见，从古至今，在全世界范围内对癫痫都十分关注，19世纪及之前的临床描述、病理及病理生理研究为20世纪癫痫病学的发展奠定了基础。

　　人类大脑有120亿个神经元，组成复杂的功能网络。大脑指挥、调控我们的行为、动作、思维、推理、情感及内脏活动，并协调与外界的关系。大脑功能的微妙之处有时很难描述。例如，我们看到对方眼神微妙的变化，可以推测他的心情，甚至联想到与他最近遭遇的关系……这些复杂功能的初始是"二焦位"的，与计算机一样。当大脑网络功能异常时就可能出现癫痫发作，癫痫发作时的症状可以认为是大脑功能的异常扩大及歪曲，因此，癫痫发作症状多种多样是可以理解的。不但人类和灵长类会有癫痫发作，所有脊椎动物，甚至是低等动物，也都会有癫痫发作。现在，人工智能发展迅速，并逐渐向人类大脑靠近，未来可能会有"机器人癫痫"。目前，已有功能相对简单的机器人有时突然发狂毁物的报道。最近，我国超级计算机正确非线性模拟唐山大地震的全过程，因而获得高性能计算机应用世界最高奖——戈登贝尔奖。地震波与脑电活动的频率范围及扩布规律基本相似，如果将这项技术用于癫痫研究，可能可以解决癫痫机制中的很多难题。

　　大脑网络的工作基础是电活动，癫痫患者应有电活动异常。1912年，俄国学者Kaufmann首先观察到动物实验性癫痫发作时有异常电活动，打开颅骨后证明不是伪差，也不是损伤电位，而是源于皮质本身的变化。对癫痫病学贡献最大的是德国精神病学家Hans Benger在1929年发表的成果——第一次在健康人头皮上记录到自发电活动，并证明在癫痫发作间期这种自发性电活动有变化，同年他记录到棘慢复合波。1931年，Jackson强调癫痫发放（discharge）的特点是"高度不稳定的细胞突然一过性过度放电"。他们的成就被称为癫痫病学的重要基础。在临床上，脑电图的"发放"现象是癫痫病诊断的唯一证据。从短时间记录的 4 通道至 8 通道脑电图,逐渐发展至多通道长程记录并与录像同步监测,再到颅内硬膜下电极、深部电极还有立体电极脑电图(stereoelectroencephalography,SEEG)。这些新发展对癫痫的诊断、随访及术前定位都有十分重要的价值,但是颅内电极的设计是以头皮脑电图及临床症状为基础的,因此,头皮脑电图的重要性不言而喻。每种类型的发作都有其特别的脑电图,只有详尽而深入地理解头皮脑电图才能进一步做出正确的检测。形象地显示每种癫痫发作的电活动特点,是本书的重要意义之一。

20 世纪 70 年代,国际抗癫痫联盟首次对癫痫发作进行了科学分类,以后几经修订,至今仍在讨论和修订中。这说明癫痫症状的复杂性,而且说明我们对其本质尚未完全了解。不仅如此,对症状的描述及命名也很不统一。几乎每位患者的发作均有不同于其他患者的特殊之处,即没有任何两个患者的发作形式是完全相同的。同为强直阵挛发作,其姿势的细节各有特点;同为过度运动发作,其发作顺序及形式也各不相同。对这些细节的差异有什么不同的解剖基础和电活动的扩布过程,我们均不了解;是什么部位或多少神经元受累,我们也无法证明。因此,详细记录每位患者发作的细节及顺序是进一步研究的基础。结合发作各阶段脑电图的变化,逐渐积累经验,结合现代技术,最终可能揭示癫痫的奥秘。

本书虽然没有涉及现代新技术的内容,但却是一本进一步深入研究的基础读物。任何研究如果原始资料有误,最终结果也是难以令人信服的。如果癫痫症状描述不对、分型错误,在此基础上得出的遗传学研究结论也必然是错误的。因此,本书不仅是初学者必读的,对已有丰富临床经验的医师做进一步研究及从事癫痫基础研究的科研人员也有阅读的必要性。

借用"现代新闻摄影之父"布列松的一句话:"如果你的照片拍得还不够好,那是因为你离得还不够近。"愿与读者共勉之。

中国抗癫痫协会顾问

吴逊

2021 年 9 月于北京

前　言

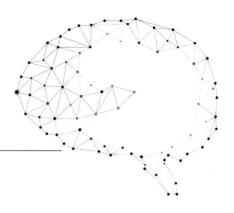

　　癫痫是神经系统常见病。我国有近千万癫痫患者,30% 为药物抵抗性癫痫或者药物难治性癫痫,抗癫痫药物不能控制这些患者的发作。长期以来,癫痫外科手术就是治疗难治性癫痫的一种重要方法,特别是近年来我国的癫痫中心建设事业发展迅猛,全国各地陆续开展了癫痫的外科治疗,也就是以癫痫灶切除为核心的癫痫治疗技术,为广大癫痫患者解除了病痛,癫痫外科治疗技术应该进一步得到普及和推广。癫痫手术治疗的核心环节就是规范的术前评估,重要的工作就是癫痫灶的精准定位,在癫痫灶定位过程中脑电图发挥着不可替代的作用,也可以说,癫痫中心工作的核心是术前评估,而脑电图是术前评估技术的灵魂。

　　头皮脑电图在癫痫灶定位时发挥着重要的作用,但在约 1/3 的术前评估患者中,无创检查技术的结果不足以精确定位癫痫灶,此时需要植入颅内电极直接采集大脑表面或者脑内的神经电信号以定位癫痫灶,此为颅内电极脑电图。可以通过颅骨开瓣或钻孔埋置硬膜下电极,也可以利用立体定向技术植入深部电极,需要根据患者的具体情况选择。颅内电极脑电图信号清晰,可以有效帮助定位癫痫灶,在难治性癫痫患者术前评估中得到了广泛的应用。

　　然而,由于癫痫灶定位工作的复杂性,癫痫中心的工作人员对于颅内电极脑电图的应用都会有一种既爱又恨的感觉:大家对此技术的优势倍感兴趣,因为它能清晰显示癫痫发作伴随的神经活动过程,但又对该技术提示结果的不确定性感到茫然。驾驭颅内电极脑电图技术应用于癫痫灶的定位需要一个较长期的训练过程,如果有一本书介绍颅内电极脑电图定位癫痫灶的技巧和应用知识,无疑将会对癫痫工作者大有裨益。本人由此萌发了编写一本术前评估脑电图图谱的想法,经过几年来多次与同事的沟通和磋商之后,开始了病例的收集和整理工作,在大家的共同努力下经过几年的努力逐渐成书。我们精选了一些有代表性的病例,每个病例都包括患者头皮脑电图及颅内电极脑电图的情况,并提供了较为详细的患者病史、手术方案决策和随访的资料,希望大家能够了解如何结合病史、发作症状特点、头皮脑电图和发作期录像结果制订颅内电极植入方案,提供的病例可供学习者参考。另外,为了便于理解,在每个病例后面都做了一个简短的评论和分析,指出此病例的一般性和特殊性及成败得失的经验,与读者分享。为了便于读者理解病例及脑电图特点,我们把数十个病例按照大脑解剖部位进行了编排,也对各部位的解剖知识和癫痫发作特点进行了相应的介绍。

　　时代在变迁,技术在不断进步,近几年应用立体定向技术植入电极(stereoelectroencephalography,SEEG)的病例逐渐增加,但尚需积累更多的资料。在本书中仅包含了少部分使用了 SEEG 的病例,但这并不影响对于颅内电极脑电图技术的理解。

　　在编写此书的过程中不断得到同行的鼓励,特别是北京大学刘晓燕教授更是经常催问工作进展,吴逊教授及中国抗癫痫协会名誉会长李世绰先生也对本书给予了高度的关注,在此表示感谢。在专家的鞭策下,我们加快了此书的编写速度。

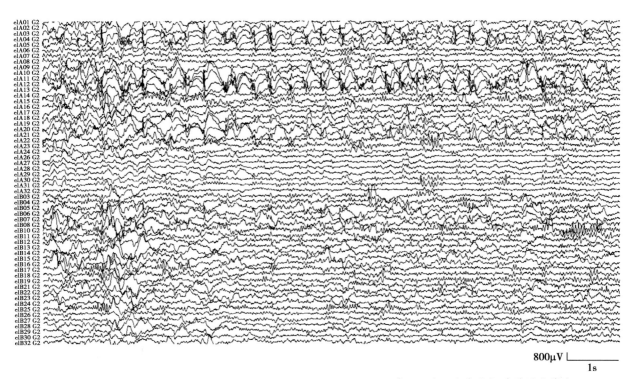

800μV
1s

左侧中央区后部（电极点 elA03、elA04、elA05、elA11、elA12、elA13、elA20、elA21）可见局限性棘慢波、多棘慢波节律。

图 2-4 颅内电极脑电图发作间期

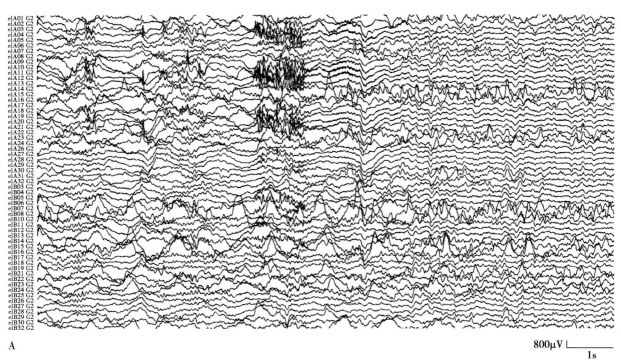

A

800μV
1s

A. 发作前患者仰卧，睡眠状态。IEEG 表现为左侧中央顶上部（电极点 elA03、elA04、elA05、elA10、elA11、elA12、elA13、elA20、elA21）可见棘波节律、低幅快波节律。

图 2-5 颅内电极脑电图发作期

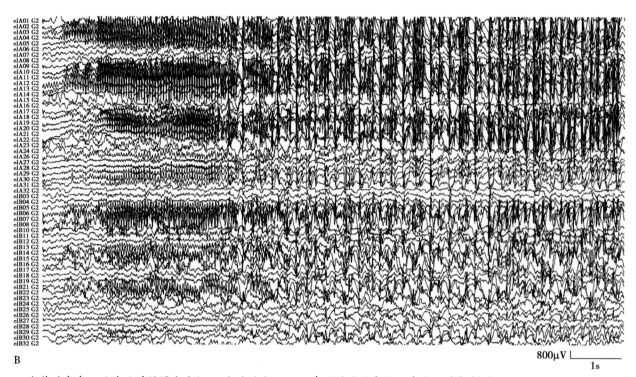

B

800μV
1s

B. 发作时患者双眼睁开并缓慢向左视,双上肢屈曲。IEEG 表现为上述部位及中央区前部(电极点 elB06、elB07、elB08、
elB14、elB15、elB16)、中央区后部(电极点 elB21、elB22、elB29)高幅棘波节律。

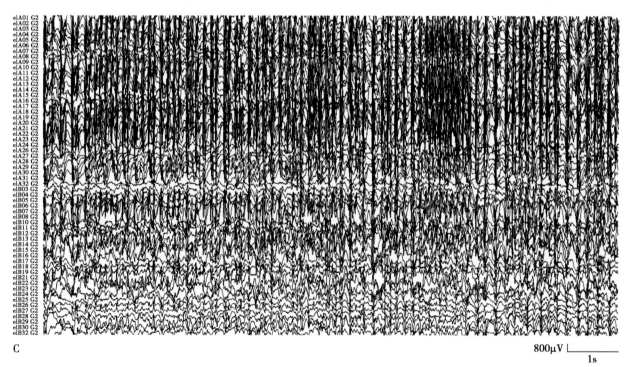

C

800μV
1s

C. 患者右侧上肢阵挛并缓慢强直。IEEG 全导联可见高幅棘波节律。

图 2-5(续) 颅内电极脑电图发作期

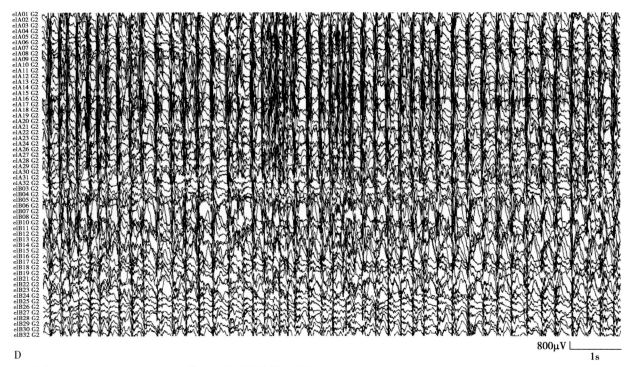

800μV
1s

D

D. 患者右上肢强直阵挛。IEEG 全导联可见高幅棘慢波节律。

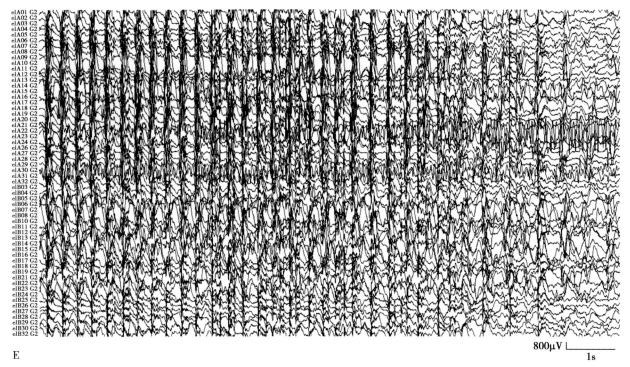

800μV
1s

E

E. 患者左侧上肢仍屈曲,头向右转,四肢强直阵挛,频率渐慢。IEEG 表现同图 D。

图 2-5(续) 颅内电极脑电图发作期

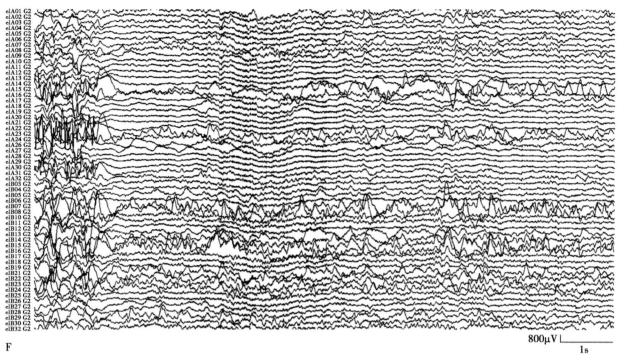

F

800μV

1s

F. 患者发作结束。IEEG 背景电活动弱化。

图 2-5(续)　颅内电极脑电图发作期

【病例点评】

1. 病例特点

(1) 发作特点:①丛集性发作(每天 10 余次);②发作时运动症状出现较早(右侧口角抽动)。发作特征符合额叶癫痫的发作特征。

(2) 脑电图特点:①发作间期 EEG 可双侧额后区中央区、顶区相关导联棘慢波;②发作期 EEG 可见左侧额后区中央区相关导联低幅快波节律。

2. 诊疗策略和随访结果　患者发作症状和 EEG 异常放电部位吻合,考虑癫痫灶可能位于左侧额后区中央区。为明确癫痫灶和感觉运动区及语言区的关系,要进行二阶段评估,埋置颅内电极要充分覆盖左侧中央区和左侧额下回后部。颅内电极发作间期 IEEG 示左侧中央顶上部异常放电显著,发作期 IEEG 示左侧中央顶上部棘波节律继而出现低幅快波节律,发作起源部位明确。皮质电刺激确定感觉运动区和语言区,发作起源点与右手的运动区重叠,为避免术后右手运动功能障碍,行左侧中央区皮质灶状切除。术后随访 1 年,患者发作仍较多,发作形式基本同术前。考虑术后疗效较差的主要原因为发作起源点和右手的运动区重叠,癫痫灶未完全被切除。

■ 病例 2-2　中央前回癫痫病例 2

【病历摘要】

患者男性,13 岁。

1. 主诉　发作性意识丧失 10 年

2. 现病史　10 年前无诱因出现意识丧失,左侧口角抽动,持续约 1 分钟结束,不伴有肢体抽搐。经抗癫痫药物治疗,效果不佳。近 10 年来发作主要表现为:意识丧失,左侧口角抽搐,左上肢屈曲强直,右下肢同步强直,持续 1~2 分钟结束。多于睡眠唤醒时连续发作,发作次数较多。现口服:卡马西平每次 200mg,每天 3 次;丙戊酸钠每次 400mg,每天 3 次。

3. 既往史　既往体健。

4. **查体**　未见异常。

5. **影像学检查**　MRI 提示右侧额区异常信号。

6. **脑电图检查**　详见图 2-6~ 图 2-9。

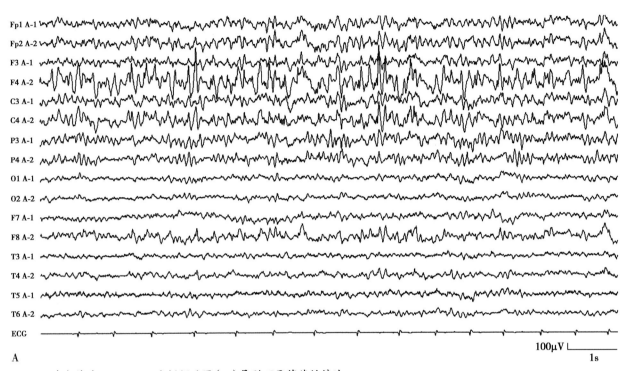

A

A. EEG 基本节律 8.0~9.0Hz,右侧额后区(F4)导联可见节律性棘波。

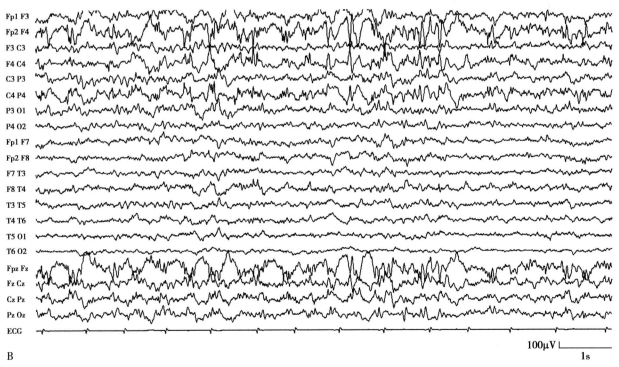

B

B. EEG 双极导联右侧额后区(F4)导联可见棘波呈位相倒置。未监测到发作。

图 2-6　头皮电极脑电图发作间期

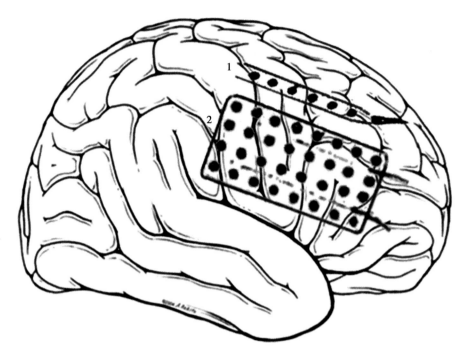

条状电极1:右侧中央区上部6点;格栅电极2:右侧中央区中部32点。

图2-7　颅内电极排列

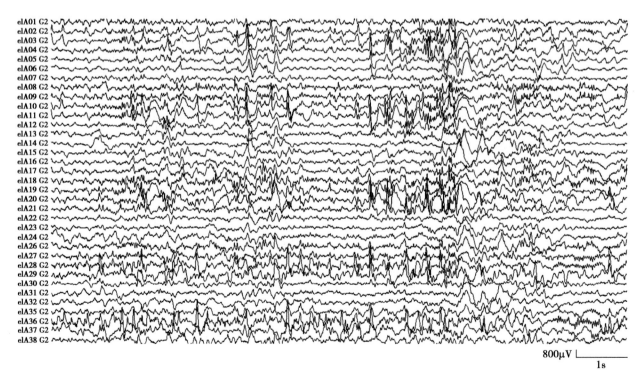

右侧中央区上部(电极点elA02、elA03、elA04)、右侧中央区中部(电极点elA09、elA10、elA11、elA12、elA17、elA18、elA19、elA20、elA21、elA27、elA28、elA29、elA36、elA37)可见多发快节律和棘慢波、多棘慢波。

图2-8　颅内电极脑电图发作间期

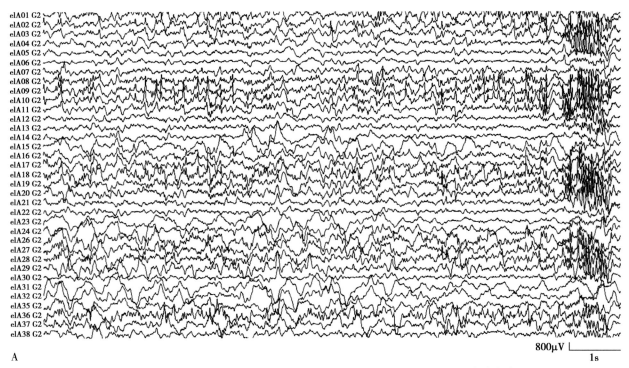

A

A. 发作前患者闭目仰卧。IEEG 表现为右侧中央区上部（电极点 elA01、elA02、elA03、elA04）、中部（电极点 elA08、elA09、elA10、elA11、elA17、elA18、elA19、elA20、elA26、elA27、elA28、elA29、elA36、elA37）可见高幅棘波节律。

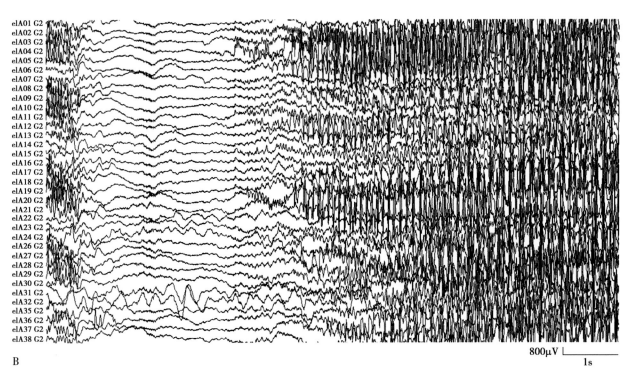

B

B. 发作时，患者左上肢抬起并缓慢向前伸、强直，头向左转，右侧上下肢屈曲，左下肢强直。IEEG 全导联电压减低，继而中央区上部（电极点 elA02、elA03、elA04）、中部（电极点 elA11、elA12、elA19、elA20）可见低幅快波节律，随后形成高幅棘波节律并逐渐扩布至全导联。

图 2-9　颅内电极脑电图发作期

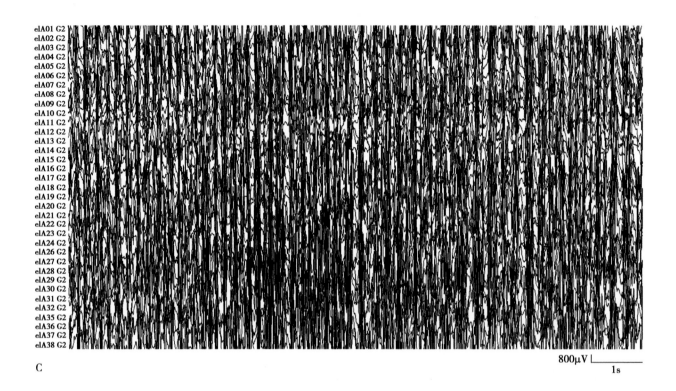

C

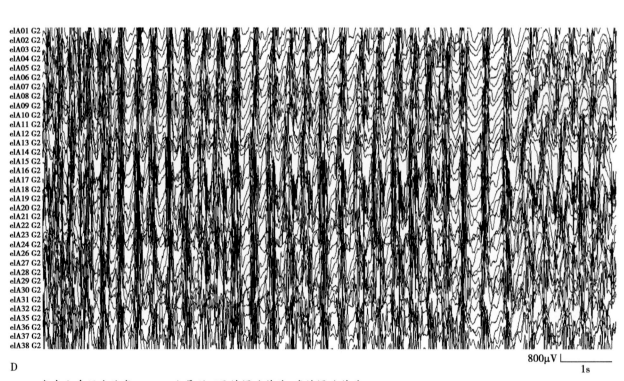

D

C、D. 患者全身强直阵挛。IEEG 全导联可见棘慢波节律、多棘慢波节律。

图 2-9(续)　颅内电极脑电图发作期

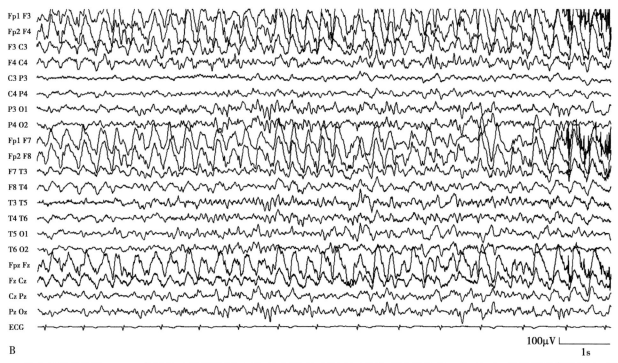

B

B. 患者仍闭目仰卧。EEG 表现为双侧额区（Fp1 F3、Fp2 F4、Fp1 F7、Fp2 F8）、额中线区（Fpz Fz、Fz Cz 导联形成高幅慢波、棘慢波节律。

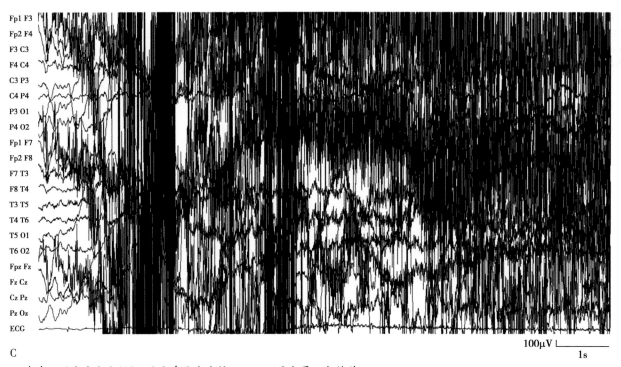

C

C. 患者双眼向左上方凝视，头和身体向左转。EEG 可见大量肌电伪差。

图 2-16（续） 头皮电极脑电图发作期

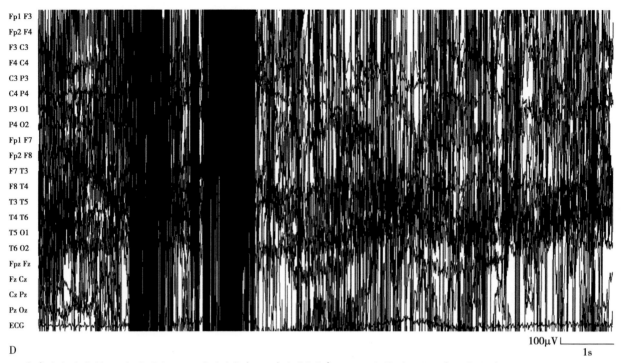

D. 患者头仍向左转,双上肢屈曲,双下肢屈曲抬起,口中发"啊"声。EEG 全导联可见混杂肌电伪差。

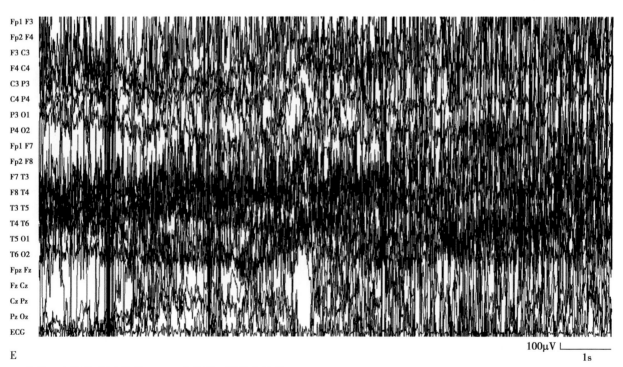

E. 患者四肢伸展,强直阵挛。EEG 全导联可见肌电伪差。

图 2-16(续)　头皮电极脑电图发作期

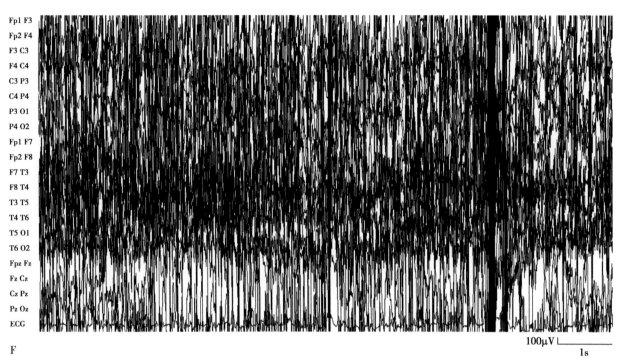

F

F. 患者四肢伸展, 强直阵挛。EEG 全导联可见肌电伪差。

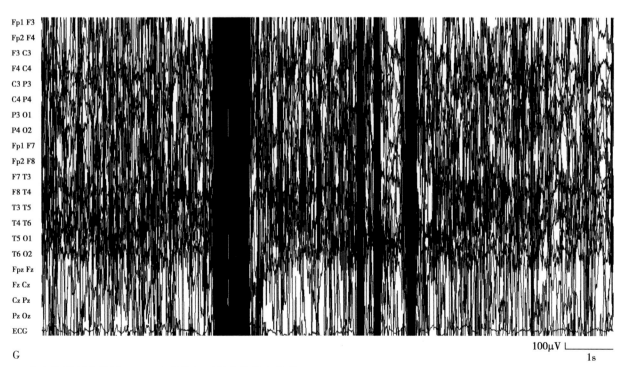

G

G. 患者阵挛频率渐慢。EEG 全导联仍可见大量肌电伪差。

图 2-16(续)　头皮电极脑电图发作期

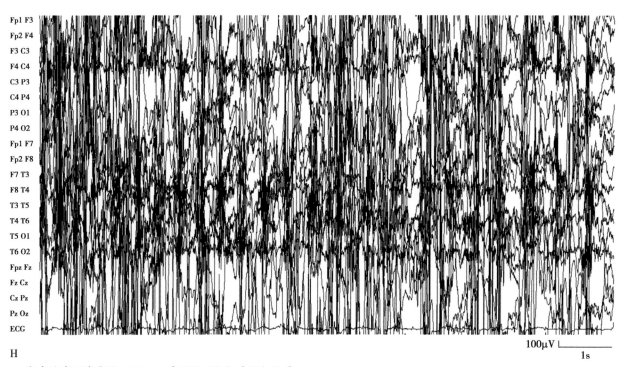

H

H. 患者阵挛频率渐慢。EEG 全导联仍可见大量肌电伪差。

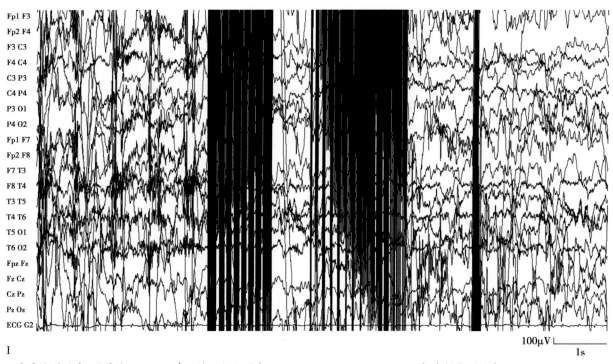

I

I. 患者发作结束,动作停止。EEG 表现为双侧额区(Fp1 F3、Fp2 F4、Fp1 F7、Fp2 F8)、左侧颞顶区(F7 T3、T3 T5、T5 O1、P3 O1)及额顶中线区(Fpz Fz、Pz Oz)导联可见多棘慢波,并混有较多中高幅不规则慢波,其余导联波幅低平。

图 2-16(续)　头皮电极脑电图发作期

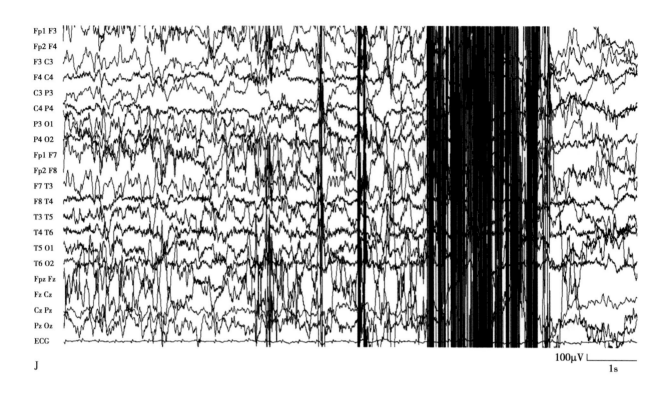

J

100μV
1s

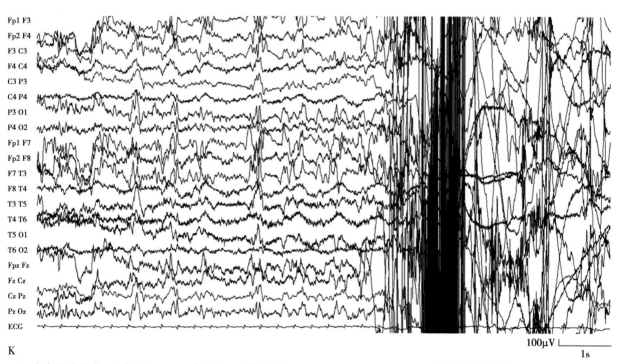

K

100μV
1s

J、K. 患者发作结束,动作停止。EEG 表现为双侧额区(Fp1 F3、Fp2 F4、Fp1 F7、Fp2 F8)、左侧颞顶区(F7 T3、T3 T5、T5 O1、P3 O1)及额顶中线区(Fpz Fz、Pz Oz)导联可见多棘慢波,并混有较多中高幅不规则慢波,其余导联波幅低平。

图 2-16(续) 头皮电极脑电图发作期

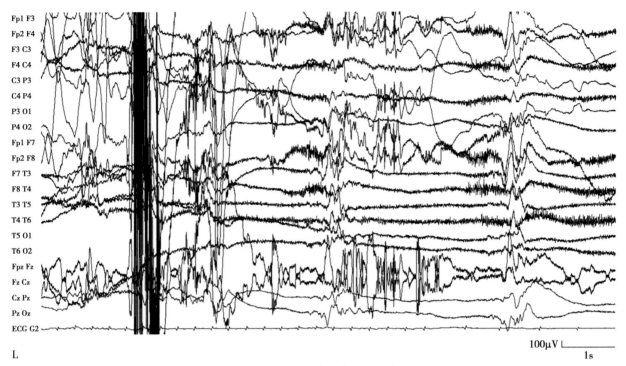

L.患者喘息粗重,意识尚模糊。EEG 全导联可见波幅低平,混有较多肌电伪差。

图 2-16(续)　头皮电极脑电图发作期

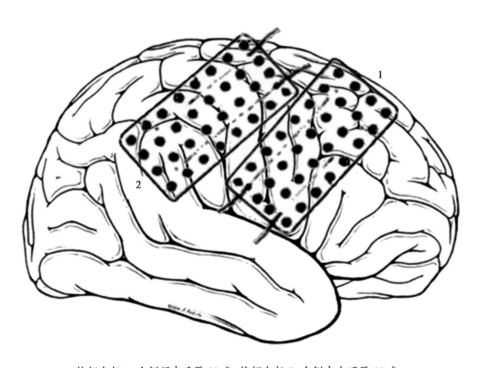

格栅电极 1:右侧额中后区 32 点;格栅电极 2:右侧中央顶区 32 点。

图 2-17　颅内电极排列

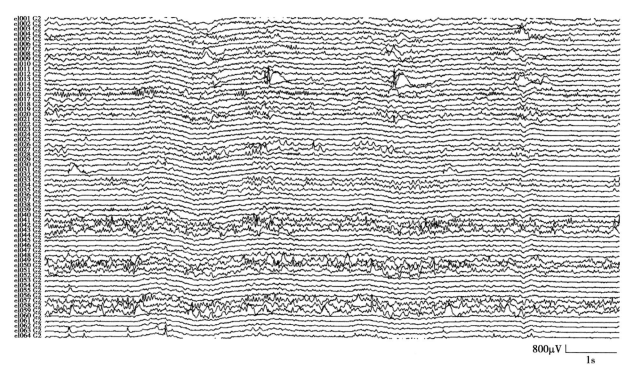

800μV
1s

IEEG 右侧额后区（电极点 el004、el007、el008、el013、el014、el031）、中央区（电极点 el063、el064）可见散在中高幅棘慢波，以额后区（电极点 el013）为著。

图 2-18　颅内电极脑电图发作间期

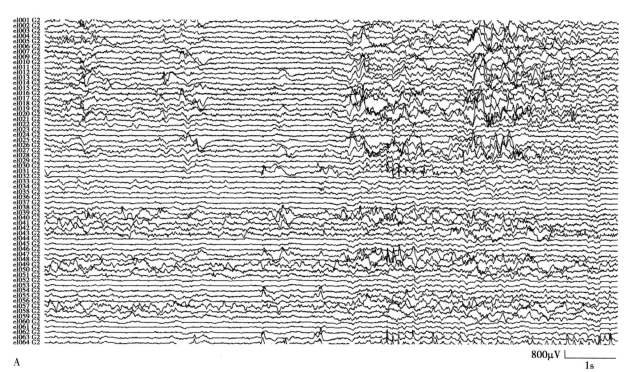

800μV
1s

A

A. 发作前，患者取左侧卧位。IEEG 表现为右侧额后区（电极点 el030、el031）、中央区（电极点 el039、el040、el047、el048、el054、el055、el056、el063、el064）可见尖波，逐渐呈节律性，以中央区（电极点 el063、el064）为著，持续约 6 秒。

图 2-19　颅内电极脑电图发作期

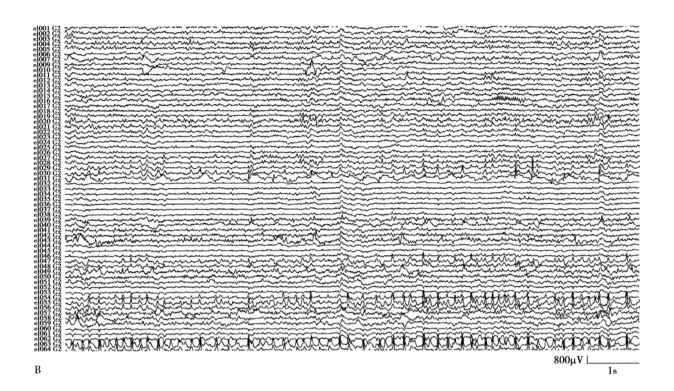

B

800μV

1s

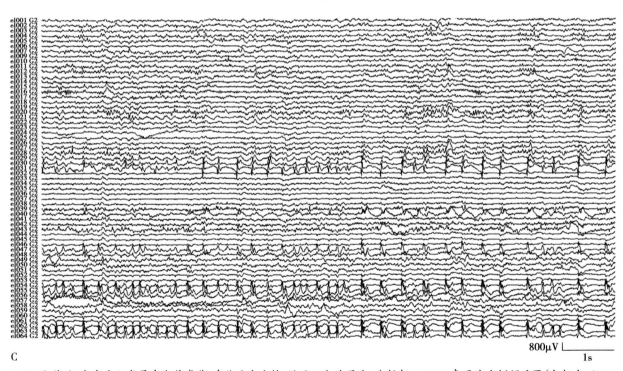

C

800μV

1s

B、C. 发作时,患者告知家属有发作感觉,身体略向右转,继而双上肢屈曲,略抬起。IEEG表现为右侧额后区(电极点 el030、el031)、中央区(电极点 el047、el048、el055、el056、el062、el063、el064)持续性节律性尖波,波幅渐高,渐向中央区、顶区扩布,以中央区中上部(电极点 el055、el056、el063、el064)为著。

图 2-19(续)　颅内电极脑电图发作期

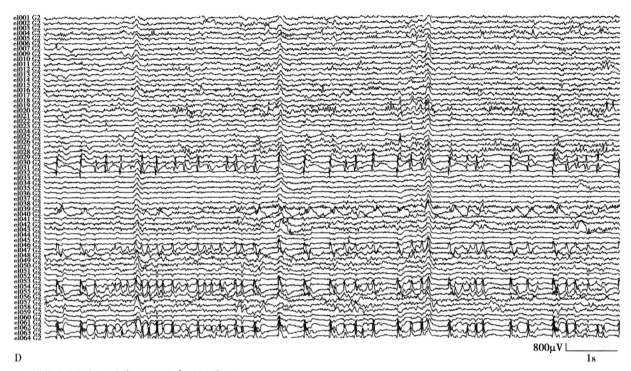

800μV
1s

D

D. 患者双上肢轻微阵挛。IEEG 表现同图 C。

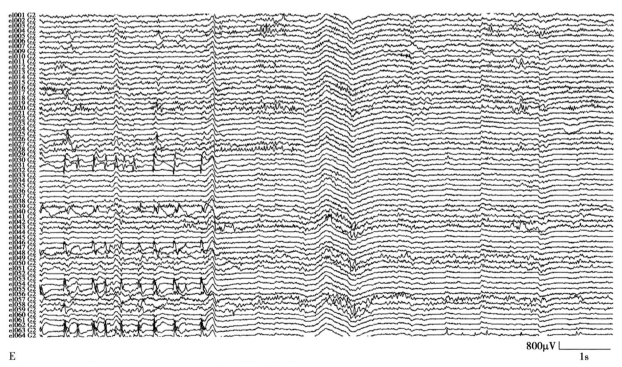

800μV
1s

E

E. 发作结束,患者变换为仰卧位,IEEG 恢复至背景脑电图。

图 2-19(续)　颅内电极脑电图发作期

【病例点评】

1. 病例特点

（1）发作特点：①左侧肢体、口角抽搐；②先兆为左侧面颊发麻。

（2）脑电图特点：①发作间期 EEG 可见右侧额区、颞前部尖波；②发作期 EEG 可见双侧额区、额中线区、前颞区棘慢波，以右侧为著。

（3）影像学特点：MRI 可见右侧额颞顶叶软化灶。

2. 诊疗策略和随访结果　患者发作症状、EEG 和 MRI 的信息基本一致，考虑癫痫灶位于右侧额后区中央区。为明确癫痫灶和感觉运动区的关系，在右侧额后区中央区埋置颅内电极。术后发作间期 IEEG 示右侧额后区中央区散在棘波、棘慢波；发作期 IEEG 提示发作起源点位于右侧额后区和中央区下部。皮质电刺激明确运动区和癫痫灶的关系。手术切除右侧额后区及中央区下部皮质。术后随访 1 年，无发作。分析治疗成功的原因为：癫痫灶和病灶完全切除，因此手术效果较好。

第三节　额叶背外侧癫痫病例

病例 2-5　运动前区癫痫病例

【病历摘要】

患者男性，26 岁。

1. 主诉　反复发作性抽搐 10 年，加重 1 月余。

2. 现病史　患者于 10 年前睡眠中突然呼吸急促，双眼上翻，呼之不应，双上肢屈曲，双下肢强直伴舌咬伤、小便失禁，持续约 2 分钟后缓解。发作前无先兆，发作后有摸索动作，5~10 分钟后完全清醒。平均每 2 天发作 1 次，有时发作仅表现为无目的地转头、左右张望，伴有双上肢的抽动 2~3 次。两种发作均在夜间。曾服用多种药物和在多家医院就诊，用卡马西平、丙戊酸钠、中药及埋线治疗，近 1 个月发作增多，每晚均有发作，多为第二种发作，现口服丙戊酸钠治疗。

3. 个人史及家族史　均无特殊。

4. 查体　吐字欠清楚、欠流利，余无特殊。心理评估：VIQ=128，PIQ=105，FIQ=120。

5. 影像学检查

（1）MRI 提示右侧额区皮质可疑异常信号。

（2）MRS 提示左侧海马体部 NAA 浓度较右侧相应部位减低。

（3）SPECT 提示右侧基底节后部及颞叶血流灌注减低。

6. 脑电图检查　详见图 2-20~ 图 2-24。

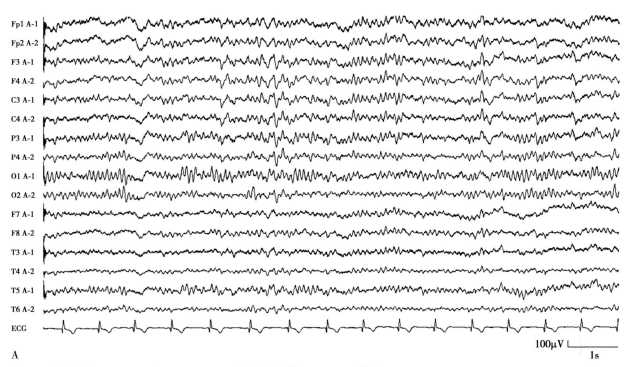

A. EEG 基本节律 9.0Hz,频谱 9.0~10.0Hz,混有少量低中幅 5.0~7.0Hz 慢波。

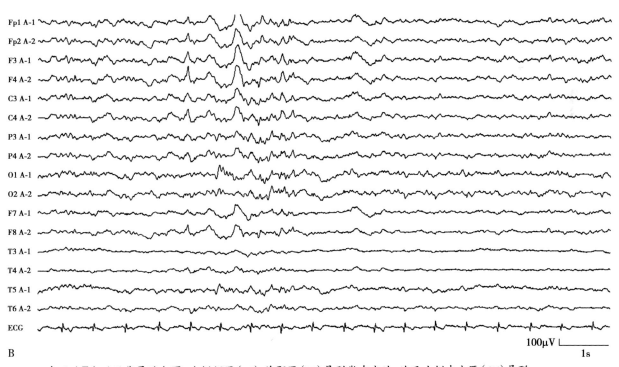

B. EEG 表现为Ⅱ期睡眠背景脑电图,右侧额区(F4)、前颞区(F8)导联散在尖波,波及右侧中央区(C4)导联。

图 2-20　头皮电极脑电图发作间期

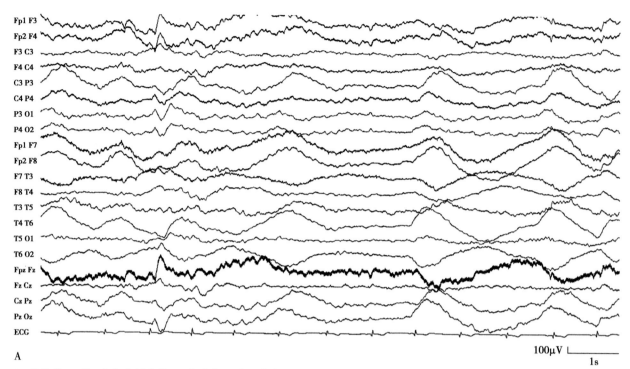

100μV
1s

A

A. 发作前16秒，患者右侧卧位，双上肢交叉置于胸前，处于睡眠状态。EEG表现为Ⅱ期睡眠背景脑电图，中线（Fpz Fz）导
　联电极接触不良伪差。

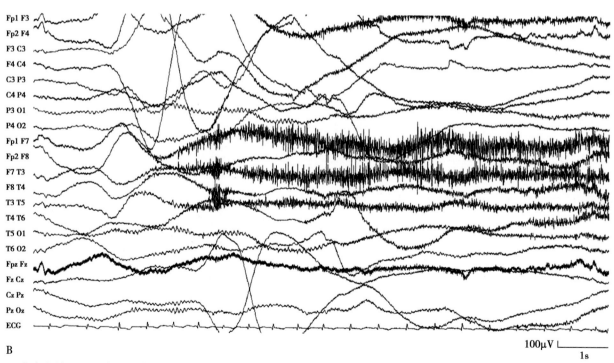

100μV
1s

B

B. 患者发作时双眼睁开向前注视，右上肢略外展强直，缓慢坐起。EEG表现为全导联波幅低平并有较多电极晃动伪差，双
　侧顶枕区（P3 O1、P4 O2）、颞后枕区（T5 O1、T6 O2）及其中线导联（Cz Pz、Pz Oz）可见低幅快波节律；双侧额颞区导联可
　见肌电伪差以左侧为著。

图 2-21　头皮电极脑电图发作期

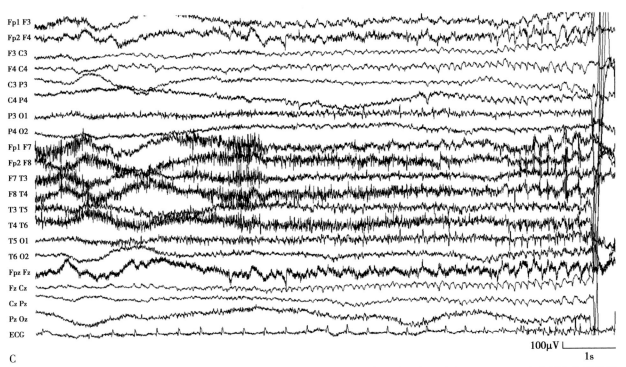

C

C. 患者双上肢强直略外展,双下肢屈曲抬起,在家属帮助下躺下。EEG表现为双侧额区(F3 C3、F4 C4)及额中线区导联(Fz Cz)低幅尖波节律,波幅渐高,以右侧(F4 C4)为著。

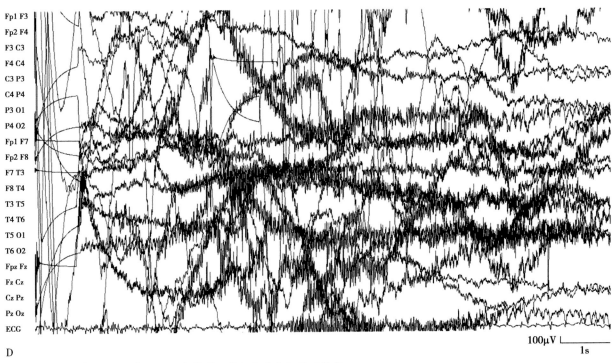

D

D. 患者喉中发声,四肢强直。EEG全导联可见肌电及电极晃动伪差。

图2-21(续) 头皮电极脑电图发作期

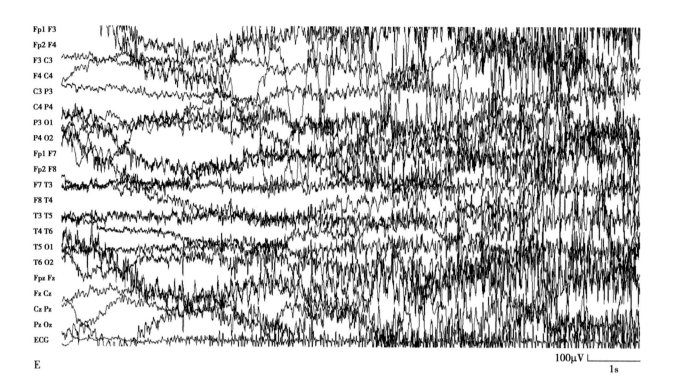

100μV
1s

E

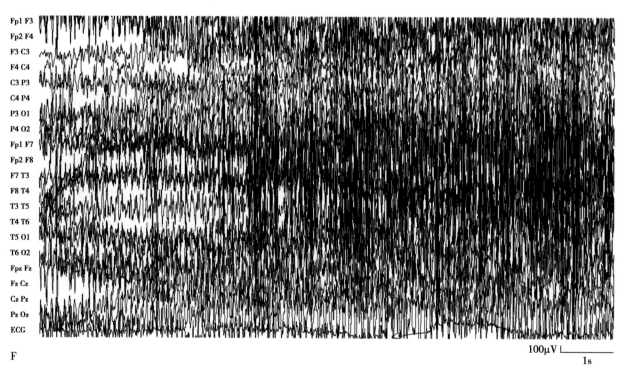

100μV
1s

F

E、F. 患者肢体强直阵挛。EEG全导联可见大量肌电伪差。

图2-21(续)　头皮电极脑电图发作期

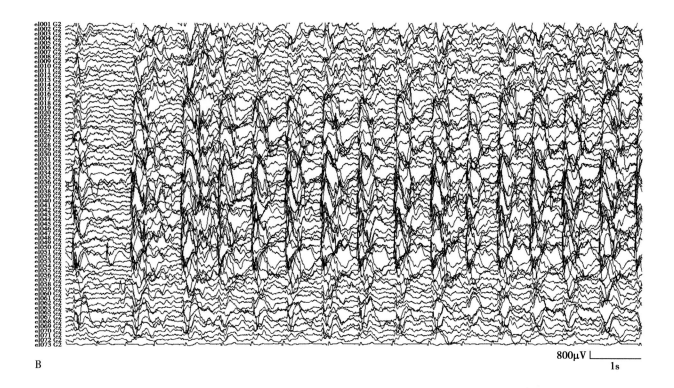

B

800μV
1s

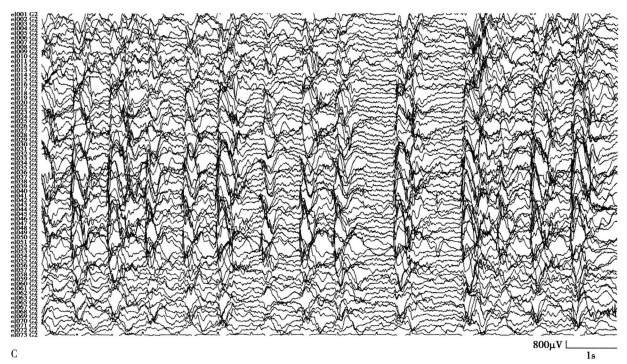

C

800μV
1s

B、C. 发作前患者清醒, 闭目仰卧。IEEG 表现为左侧额底 (电极点 el051、el052)、额下回 (电极点 el043) 可见节律性棘波, 继而左侧额区广泛出现棘慢波节律。

图 2-34(续) 颅内电极脑电图发作期

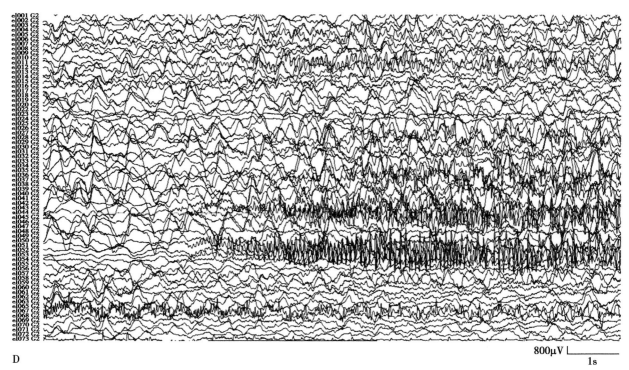

800μV
1s

D

D. 患者发作时突然坐起,口中发"哼哼"声,双手拍打数下后开始摸索被单。IEEG 表现为左侧额底(电极点 el050、el051、el052)、额下回(电极点 el042、el043)、颞区(电极点 el067)可见棘波节律,波幅渐高并向额中上回(电极点 el011、el025、el026、el027、el033、el034、el035、el036)扩布。

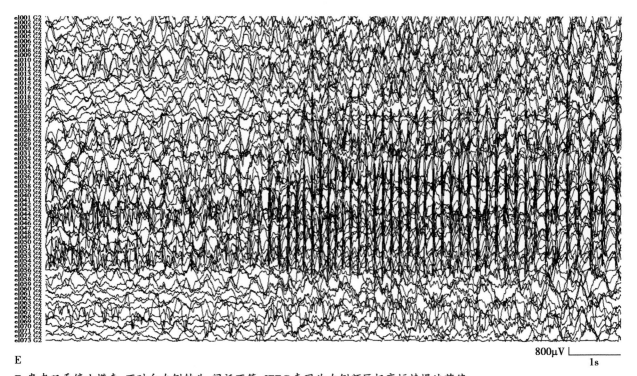

800μV
1s

E

E. 患者双手停止摸索,不时向左侧转头,问话不答。IEEG 表现为左侧额区极高幅棘慢波节律。

图 2-34(续)　颅内电极脑电图发作期

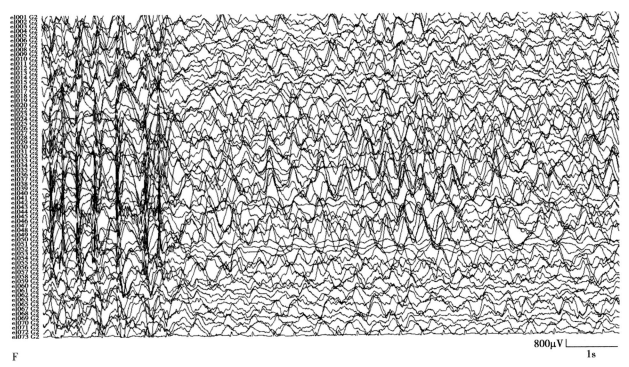

F

800μV
1s

F. 患者发作结束。IEEG 全导联表现为慢波节律,持续时间稍长。

图 2-34(续) 颅内电极脑电图发作期

【病例点评】

1. 病例特点

(1) 发作特点:①发作表现为发呆、痴笑,右侧上、下肢抽动;②发作前无先兆;③有时有大喊,伴惊恐状,双上肢摸索;④白天、夜间均有发作;⑤丛集性发作(多则一天 20 余次)。以上发作特征符合额叶发作特征。

(2) 脑电图特点:①发作间期 EEG 左侧额区相关导联可见棘波;②发作期 EEG 左侧额区、额中线区、左侧前颞区相关导联可见棘波节律,F7 导联可见位相倒置。

(3) 影像学特点:MRI 未见明确异常改变。

2. 诊疗策略和随访结果 患者发作症状为右侧上、下肢抽动,伴惊恐状,有时有大喊、双上肢摸索;发作期 EEG 示左侧额区、额中线区、左侧前颞区棘波节律;MRI 无提示信息。综合三者信息,定侧为左侧,根据症状考虑为额叶起源的发作,且额纵裂区和额底为重点,然而不能完全排除左侧颞区,因此在左侧额区、颞区埋置颅内电极。发作间期 IEEG 示左侧额中下回、额底异常放电显著;发作期 IEEG 检查证实左侧额中下回、额底起源。手术切除左侧额中下回。术后随访 4 年,无发作。分析治疗成功的原因为:患者癫痫灶部位明确,手术完全切除癫痫灶,因此术后效果较好。

病例 2-8　额下回后部癫痫病例 1

【病历摘要】

患者女性,6 岁。

1. **主诉**　发作性左眼角抽动 3 年

2. **现病史**　患者 3 年前无明显诱因于玩耍时出现左眼角不自主抽搐、阵挛,持续数十秒后可缓解。后反复发作,每天均有发作,且逐渐出现左眼角及口角同时抽搐。发作前有左眼疼痛的先兆,发作后可回忆整个过程,但发作中不能对答,持续 10 余秒至数十秒不等,白天、夜间均有发作。曾两次因高热后出现"大发作",表现为四肢强直抽动,约 2 分钟后缓解,具体不详,后未再出现同类发作。曾在其他医院就诊,诊断为癫痫。予口服卡马西平、丙戊酸钠、托吡酯等多种药物治疗,但仍不能完全控制发作。现规律口服:奥卡西平,早 375mg,晚 450mg;左乙拉西坦,每次 500mg,每天 2 次;拉莫三嗪,每次 100mg,每天 2 次。每天仍有发作。

3. **既往史**　患者为足月顺产,有 2 次高热惊厥史。

4. **个人史**　发育同正常同龄儿,智力尚可,学前班在读。

5. **查体**　神清语利,高级皮质功能正常,脑神经检查(-),四肢肌力、肌张力正常,腱反射对称,病理征(-),左手指鼻运动较对侧欠稳、准。

6. **影像学检查**　MRI 未见明显异常。

7. **脑电图检查**　详见图 2-35~ 图 2-39。

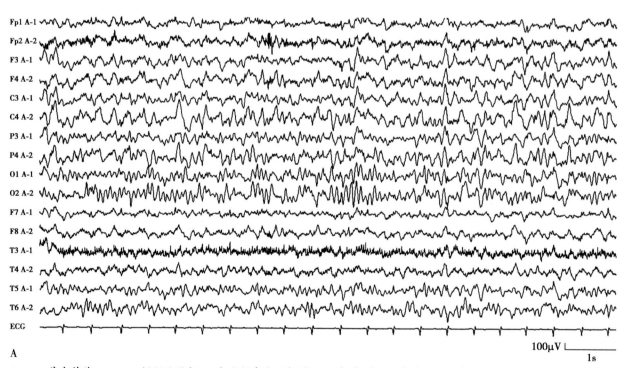

A. EEG 基本节律 9.0Hz,双侧额后区(F3、F4)、右侧中央区(C4)、顶区(P4)、前颞区(F8)导联混有较多中、高幅 4.0~5.0Hz 慢波。

图 2-35　头皮电极脑电图发作间期

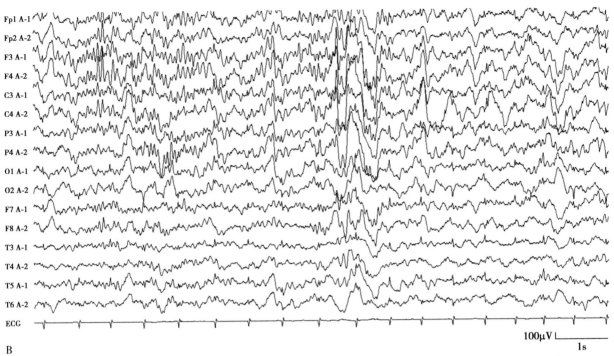

B

B. EEG 表现为Ⅱ期睡眠背景脑电图,双侧峰波、纺锤波基本对称,右侧额后区(F4)、前颞区(F8)、中央区(C4)导联可见极高幅棘波发放,波及右侧顶区(P4)导联。

图 2-35(续) 头皮电极脑电图发作间期

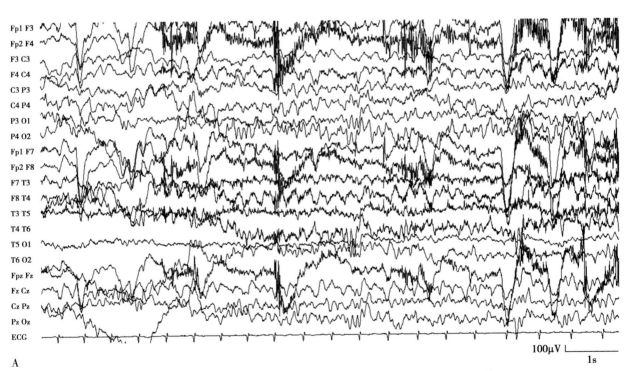

A

A. 发作前 10 秒,患者处于仰卧清醒状态。EEG 为清醒期脑电表现,基本节律 8.0Hz,双侧额区(Fp1 F3、Fp2 F4、Fp1 F7、Fp2 F8、Fpz Fz)导联可见较多肌电伪差;双侧额后区(F3 C3、F4 C4)、中央区(C3 P3、C4 P4)、右侧颞区(F8 T4、T4 T6)导联混有稍多中、高幅 3.0~4.0Hz 慢波。

图 2-36 头皮电极脑电图发作期

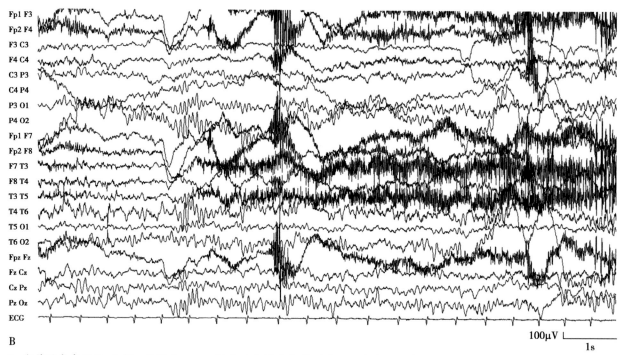

B

100μV
1s

B. 发作时患者闭目,左侧口角抽动。EEG 提示以右侧顶区、枕区(P4 O2)、颞后区(T4 T6、T6 O2)导联为著,可见不规则 θ 波并混有低幅快波,继而频率渐慢,波幅渐低,双侧额区(Fp1 F3、Fp2 F4、Fp1 F7、Fp2 F8、Fpz Fz)、颞区(F7 T3、F8 T4)导联可见大量肌电伪差。

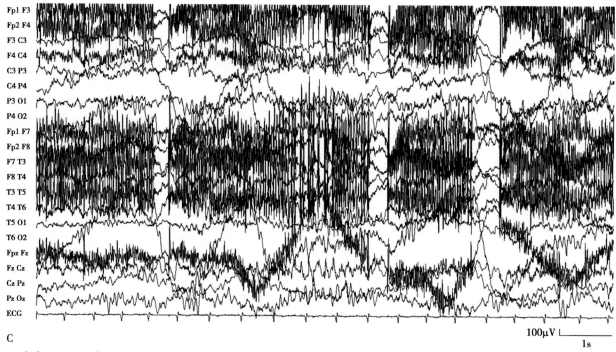

C

100μV
1s

C. 患者左侧口角持续抽动。EEG 双侧额区(Fp1 F3、Fp2 F4、Fp1 F7、Fp2 F8、Fpz Fz)、颞区(F7 T3、F8 T4、T3 T5、T4 T6)导联可见大量肌电伪差及较多电极晃动伪差。

图 2-36(续)　头皮电极脑电图发作期

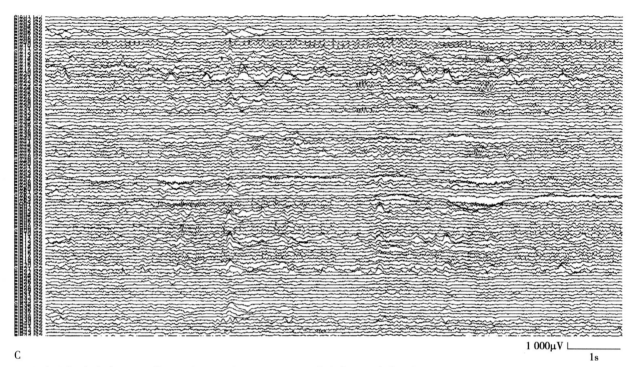

C

1 000μV └─────
　　　　　　1s

C. 发作结束,患者身体仍保持右侧卧位,继续入睡。IEEG逐渐恢复至原背景脑电图。

图 2-49(续)　颅内电极脑电图发作期

【病例点评】

1. 病例特点

(1) 发作特点:①夜间发作,每天 1~2 次;②发作持续时间较短,姿势强直略不对称。

(2) 脑电图特点:①发作间期 EEG 为全导联阵发性高幅 2.5~3.0Hz 棘慢波节律,以双侧前头部为著;②发作期 EEG 为额中线导联不规则低幅快波。

(3) 影像学特点:MRI 未见明显异常改变。

2. 诊疗策略和随访结果　患者发作症状定位侧别信息不充分,但发作时运动症状表现为左上肢略强直,提示癫痫灶可能位于右侧;发作间期 EEG 为双侧前头部,发作期 EEG 示额中线导联低幅快波、尖波;MRI 未见明确异常改变。综合三者信息,考虑癫痫灶位于额叶,但侧别不确定,因此在双侧额叶埋置颅内电极。术后观察到发作间期 IEEG 异常放电广泛,且发作期 IEEG 起源部位不局限。手术切除右侧额中上回、额极,胼胝体切开。术后随访 2 年,仍有少量发作。考虑原因为患者发作间期及发作期 EEG 和 IEEG 范围较广泛,皮质兴奋性较高,癫痫灶虽然已切除,但周边兴奋性较高的皮质可能成为继发癫痫灶,因此术后仍有少量发作。

■ 病例 2-11　额叶内侧癫痫(扣带回)病例

【病历摘要】

患者男性,21 岁。

1. 主诉　发作性肢体抽搐伴意识丧失 15 年。

2. 现病史　患者 15 年前无诱因出现右侧口角及眼角抽动,每次持续约 30 秒,2~3 个月发作 1 次。曾就诊于某儿童医院,诊断为癫痫。开始口服药物治疗。曾服用苯妥英钠、卡马西平、丙戊酸钠、苯巴比妥及中药等多种药物治疗,但控制不佳。之后发作形式略有改变,表现为双眼发直,头向右转,口角向右侧抽动,四肢强直,口中发声,伴有意识丧失。每次持续 1~2 分钟,2~3 个月发作 1 次。多于夜间睡眠时发生。1 年半前患者因一氧化碳中毒于某医院住院治疗,曾昏迷 20 小时。近 8 个月来患者发作频繁,主要表现为右上肢上举,头向右转,右侧口角抽动,伴有意识丧失,持续约 1 分钟,每天发作 1~2 次;另一种发作形式为双眼凝视、低头、双上肢伸直,持续数秒,每天 3~20 余次不等。发作前患者自觉右上肢有"憋胀"感。清醒和睡眠时均有发作。患者 6 个月前用唑尼沙胺治疗,同时口服丙戊酸钠(每次 200mg,每天 3 次),目前仍发作频繁,每天发作 10 余次。

3. **个人史**　患者为足月顺产,无产伤及窒息史。

4. **家族史**　其母亲有癫痫病史。

5. **查体**　神经系统查体无阳性定位体征。

6. **影像学检查**

(1) MRI 提示右侧海马较对侧略小。

(2) MRS 提示左侧海马体部水平 NAA 浓度(NAA/Cr:1.53)较右侧相应部分(NAA/Cr:1.62)略低。左侧海马体部水平 CHO 浓度(CHO/Cr:1.32)较右侧相应部分(CHO/Cr:1.62)略高。

7. **脑电图检查**　详见图 2-50~ 图 2-54。

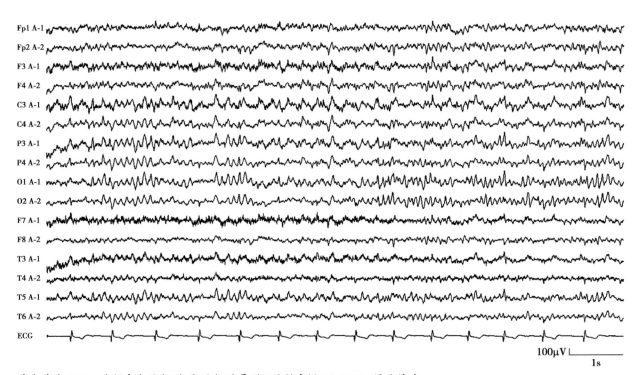

基本节律 9.0Hz,左侧中央区(C3)、颞区(T3)导联可见低中幅 4.0~5.0Hz 慢波节律。

图 2-50　头皮电极脑电图发作间期

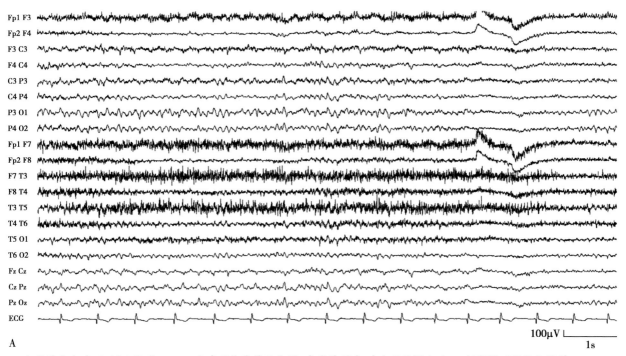

A

A. 发作前患者清醒,闭目仰卧。EEG 为清醒期背景脑电图,中线导联(Cz)出现低幅尖波,双侧颞区可见肌电伪差。

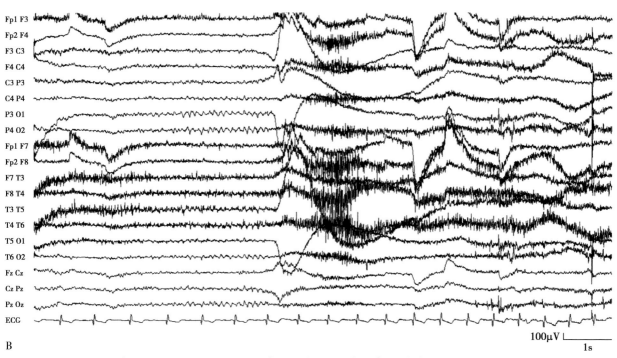

B

B. 发作时患者睁眼,上身抬起,欲从床上坐起。EEG 表现为睁眼 α 波抑制表现,各导联可见明显肌电伪差。

图 2-51　头皮电极脑电图发作期

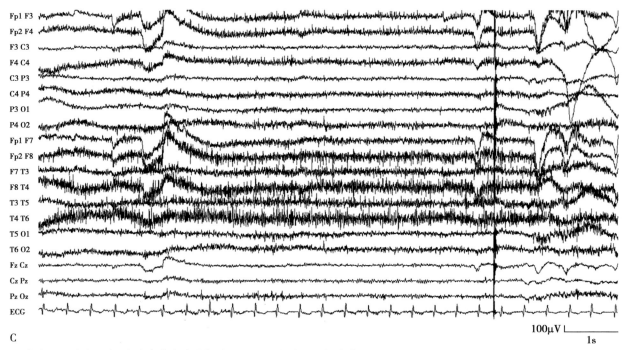

C

C. 患者双下肢略屈曲,身体在床上左右挪动。EEG可见明显肌电伪差。

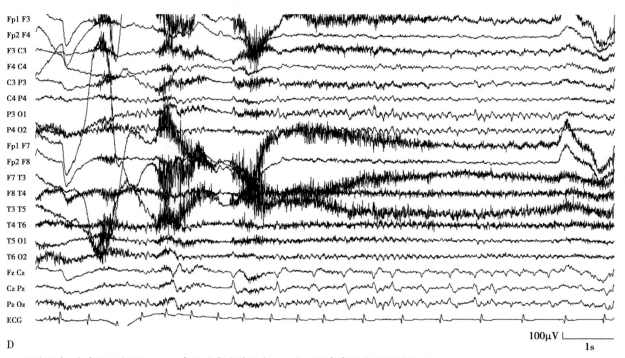

D

D. 发作结束,患者闭目躺下。EEG表现为中线导联(Cz、Pz)可见中高幅类周期样尖波。

图 2-51(续)　头皮电极脑电图发作期

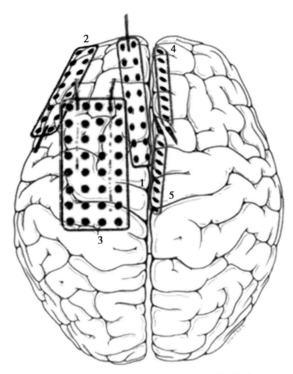

格栅电极 1：左侧额纵裂 16 点；格栅电极 2：左侧额底 16 点；格栅电极 3：左侧额上回后部及中央区 32 点；条状电极 4：右侧额前纵裂 8 点；条状电极 5：右侧额后区纵裂 8 点。

图 2-52 颅内电极排列

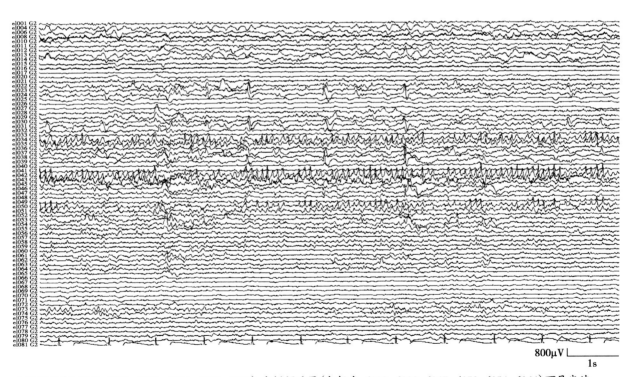

800μV
1s

左侧额底（电极点 el022、el023、el024、el030、el031）、左侧额后区（电极点 el038、el039、el047、el053、el054、el064）可见尖波。

图 2-53 颅内电极脑电图发作间期

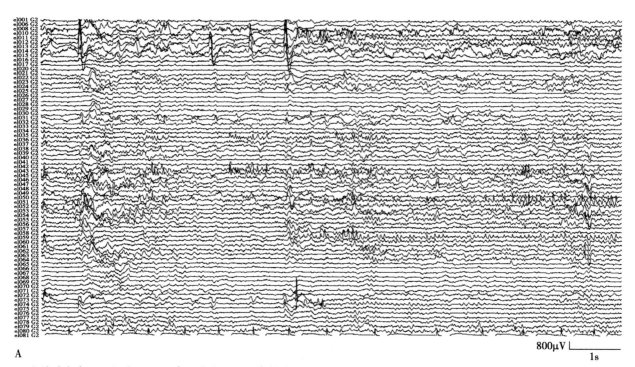

800μV
1s

A

A. 发作前患者闭目仰卧。IEEG 表现为左侧额纵裂（电极点 el008、el010、el011、el012、el013、el014）可见高幅棘波及低幅快
　波节律；左侧额下回（电极点 el024、el030、el031、el032）可见低中幅尖波；左侧额后区中央区（电极点 el035、el036、el042、
　el043、el050、el051、el059、el060）可见低幅快波节律。

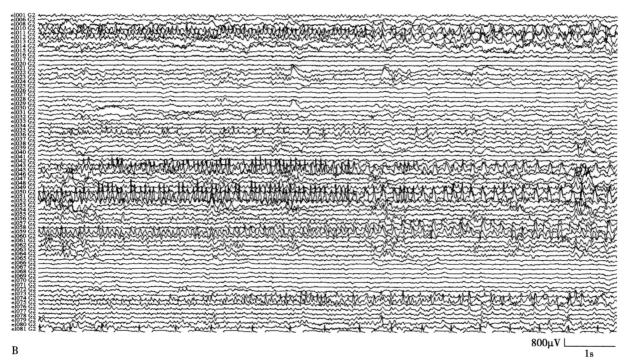

800μV
1s

B

B. 患者仍闭目仰卧。IEEG 表现为左侧额纵裂（电极点 el010、el011、el012、）及左侧额后区中央区（电极点 el035、el042、
　el043、el051、el059、el060）可见棘波节律；右侧额后区纵裂内（电极点 el074）可见同步发放的棘波节律。

图 2-54　颅内电极脑电图发作期

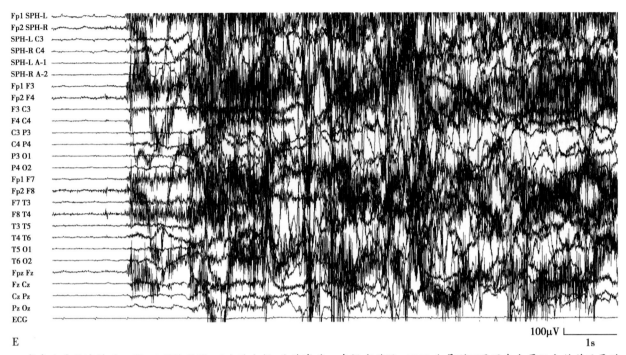

100μV
1s

E

E. 患者右手快速抖动一下，双下肢蹬踏，双上肢上抬，头阵挛伴口中污言秽语。EEG全导联可见混杂大量肌电伪差及晃动伪差。

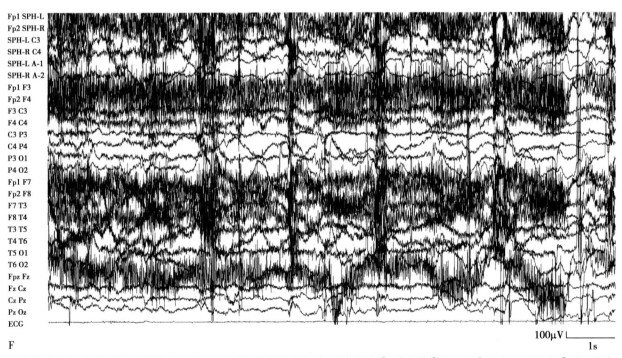

100μV
1s

F

F. 患者身体扭动，伴臀部反复抬离床面，双下肢缓慢蹬踏及扭动，以左侧为著，伴头阵挛和口咽自动症。EEG全导联可见大量肌电伪差及晃动伪差。

图 2-66（续）　头皮电极脑电图发作期

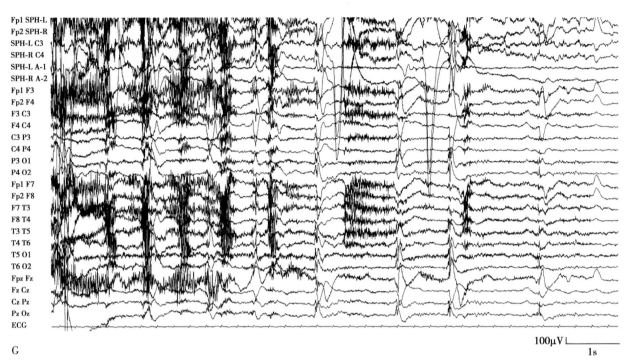

100μV

1s

G

G. 患者处于仰卧位安静不动。EEG全导联可见混杂肌电伪差及晃动伪差。

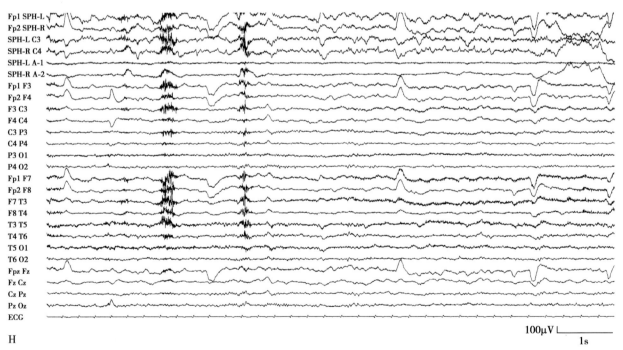

100μV

1s

H

H. 发作结束, 患者坐起与家属交流。EEG恢复至背景脑电图。

图2-66(续)　头皮电极脑电图发作期

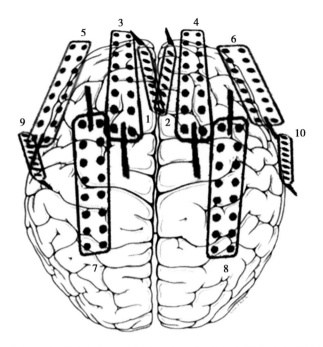

条状电极 1:左侧额纵裂 8 点;条状电极 2:右侧额纵裂 8 点;格栅电极 3:左侧额极 16 点;格栅电极 4:右侧额极 16 点;格栅电极 5:左侧额底 16 点;格栅电极 6:右侧额底 16 点;格栅电极 7:左侧额后顶区 16 点;格栅电极 8:右侧额后顶区 16 点;条状电极 9:左侧颞区 8 点;条状电极 10:右侧颞区 8 点。

图 2-67 颅内电极排列

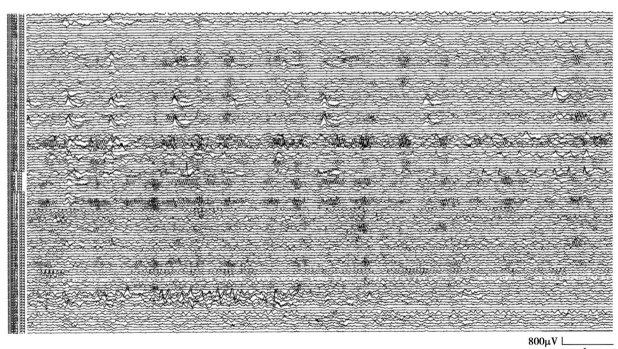

800μV
1s

右侧额底(电极点 elB1、elB2)类周期性高幅尖波、低幅快波节律。

图 2-68 颅内电极脑电图发作间期

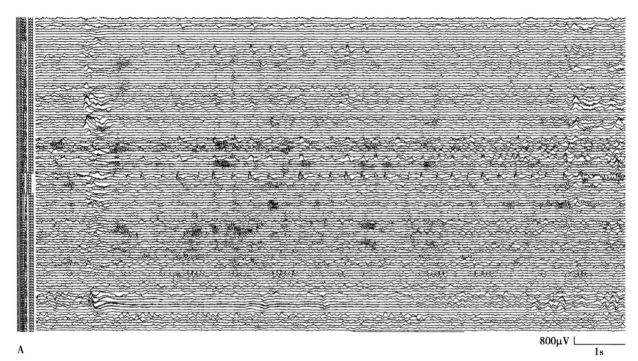

800μV
1s

A

A. 发作前患者处于安静仰卧位。IEEG 表现为右侧额底(电极点 elB01、elB02)类周期性高幅尖波。

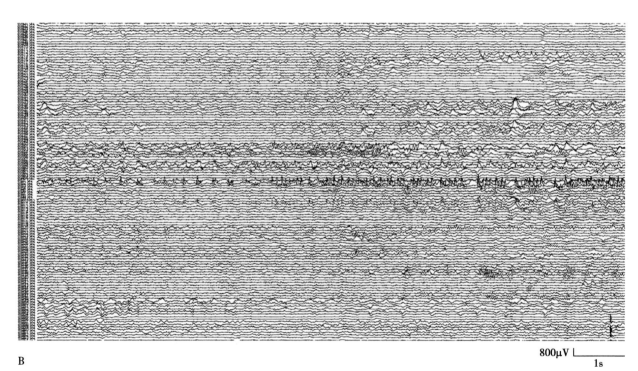

800μV
1s

B

B. 患者处于安静仰卧位。IEEG 表现为右侧额底(电极点 elB01、elB02)类周期性高幅尖波,逐渐演变为高幅棘波节律且波及左侧额底(电极点 elA50、elA51)。

图 2-69　颅内电极脑电图发作期

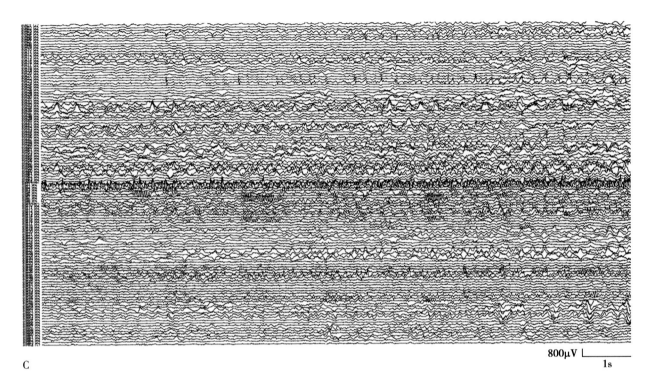

800μV L__
1s L__

C

C. 患者双下肢晃动几下后睁眼。IEEG 表现为右侧额底（电极点 elB01、elB02、elB03）高幅棘波节律并扩散至同侧额纵裂
　（elA13）、额区（电极点 elA34、elA35、elA45、elA46）。

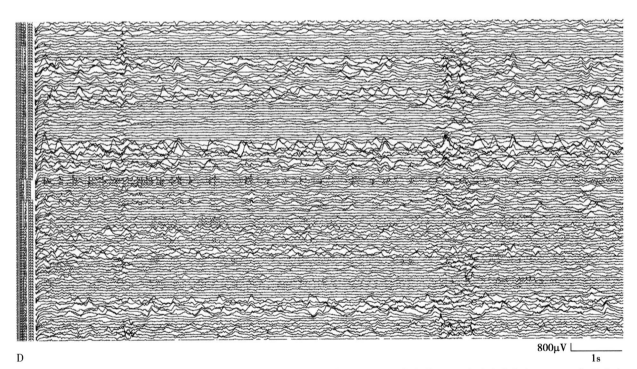

800μV L__
1s L__

D

D. 患者连续眨眼并出现口咽自动症，继而左上肢突然上抬，被家属按住，头向左转，双眼向左上方凝视。IEEG 表现为右
　侧额区（电极点 elA33、elA34、elA35、elA42、elA43、elA44、elB1、elB2、elB3、elB33、elB34、elB35、elB36、elB37、elB41、elB42、
　elB43、elB44）呈现低幅快波节律。

图 2-69（续）　颅内电极脑电图发作期

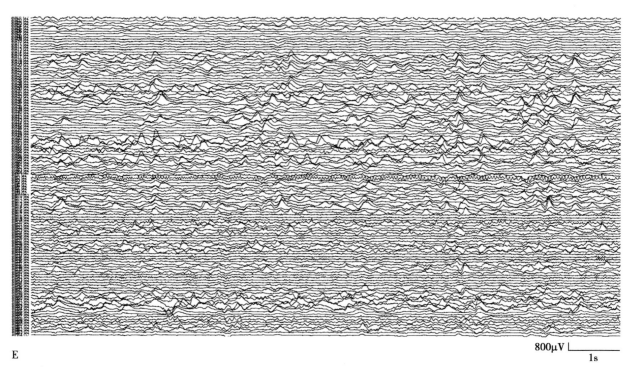

E

800μV └─────┘
1s

E. 患者连续眨眼并出现口咽自动症,继而左上肢突然上抬,被家属按住,头向左转,双眼向左上方凝视。IEEG 表现为右侧额区(电极点 elA33、elA34、elA35、elA42、elA43、elA44、elB1、elB2、elB3、elB33、elB34、elB35、elB36、elB37、elB41、elB42、elB43、elB44)呈现低幅快波节律。

图 2-69(续) 颅内电极脑电图发作期

【病例点评】

1. 病例特点

(1) 发作特点:①发作多出现在夜间;②发作时间短暂;③发作具有丛集性(一天内可发作 2~3 次);④发作过程中出现过度运动自动症(双下肢蹬踏、身体扭动、臀部反复抬离床面);⑤发作时伴有发声的症状(头阵挛伴口中污言秽语);⑥发作后意识很快恢复。以上发作特征均符合额叶发作特征,但发作症状没有提示侧别信息。

(2) 脑电图特点:①发作间期 EEG 可见左侧蝶骨电极导联尖波;②发作期 EEG 为全导联低幅快波节律。

(3) 影像学特点:①MRI 提示右侧额叶异常信号。

2. 诊疗策略和随访结果 患者的发作症状与 EEG 和 MRI 异常信号部位不完全一致,而且 MEG 和 MRI 的表现也不一致,因此考虑双侧埋置颅内电极以明确侧别。症状电极覆盖的部位主要包括额极、额底、额纵裂,术后皮质电刺激确定主要病灶在感觉运动区和语言区,因此额后区顶叶也要埋置电极;EEG 和 MEG 均提示颞叶有病灶,需要在颞叶埋置电极除外颞叶起源的过度运动发作。埋置颅内电极后发作间期 IEEG 示异常放电局限在右侧额底;发作期 IEEG 提示右侧额底起源,手术切除右侧额底。术后随访 2 年,无发作。IEEG 证实发作起源点明确,手术切除完全,因此患者术后效果较好。

第六节　额极癫痫病例

▣ 病例2-15　额极癫痫病例

【病历摘要】

患者男性,17岁。

1. **主诉**　发作性抽搐13年。

2. **现病史**　患者13年前于玩耍中突然出现肢体僵硬,原地旋转,伴意识丧失,无跌倒,持续30~40秒后缓解。此后,发作性肢体抽搐频繁,较少伴有意识丧失。持续数秒至1分钟不等。入院时发作形式主要表现为无目的的行走、肢体僵硬、旋转;或表现为于睡眠中突然坐起。发作中意识清楚,但不能说话。每天发作3~10次不等。曾服用丙戊酸钠,控制4年不发作,停药后复发,难以再控制其发作。睡眠中多发,每天3~10次。

3. **个人史**　患者出生后有新生儿溶血史。

4. **家族史**　无特殊。

5. **查体**　神清语利,记忆力计算力正常,余未见明显异常。

6. **影像学检查**　MRI提示右侧颞叶局部皮质增厚。

7. **脑电图检查**　详见图2-70~图2-74。

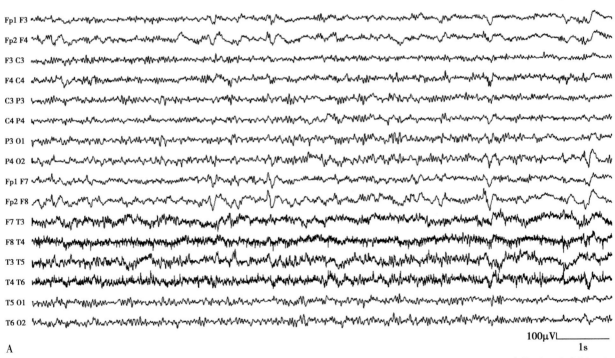

100μV

1s

A

A. EEG基本节律9Hz,各导联混有较多低幅18~25Hz快波。双侧额区(Fp1 F3、Fp2 F4、Fp1 F7、Fp2 F8)导联可见中幅不规则慢波、尖波,双侧颞区(F7 T3、F8 T4、T3 T5、T4 T6)导联可见肌电伪差。

图2-70　头皮电极脑电图发作间期

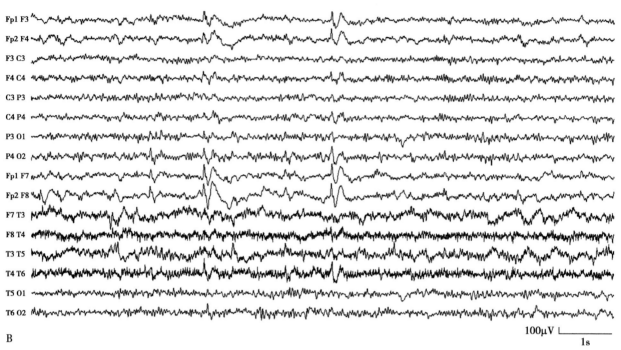

B

100μV
1s

B. EEG 表现为双侧额极（Fp1、Fp2）导联棘慢波，有时波及右侧颞区（T4 T6）、顶区（P4 O2）导联。

图 2-70（续）　头皮电极脑电图发作间期

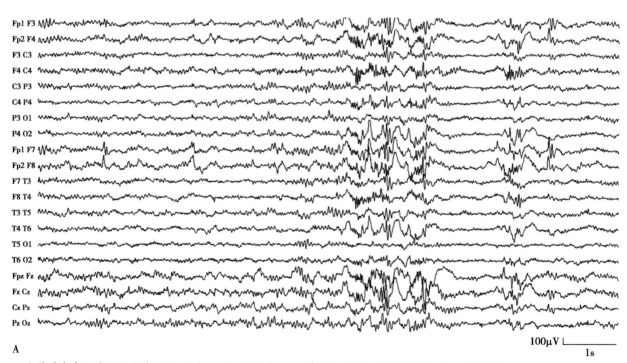

A

100μV
1s

A.发作前患者双手置于胸前，闭目仰卧，处于睡眠状态。EEG 表现为Ⅱ期睡眠背景脑电图，双侧额区（Fp1 F3、Fp2 F4、Fp1 F7、Fp2 F8）、额中线（Fpz Fz、Fz Cz）导联可见高幅棘波、棘慢波，并波及右侧各导联。

图 2-71　头皮电极脑电图发作期

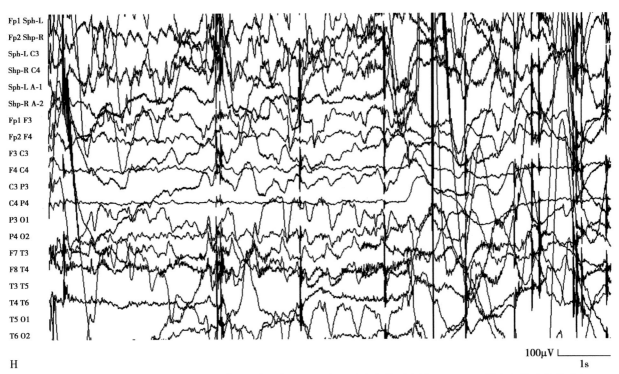

H.

H. 患者耸肩、双下肢轻蹬踏,双手在胸前摸索,发作结束。EEG 表现为左侧导联高幅 3.0~5.0Hz 慢波和晃动伪差混合。

图 3-6(续)　头皮电极脑电图发作期

【病例点评】

1. 病例特点

(1) 发作特点:患者表现为口咽自动症,伴有肢体的不自主运动,总体呈现右侧上肢肌张力增高,偶伴轻微阵挛,左侧上肢自动为主。伴随发作进程,患者表现出双手自动,双下肢反复蹬踏样动作,提示对侧颞叶及额叶受累症状。

(2) 脑电图特点:发作间期 EEG 可见左侧额区和左侧颞区尖慢波。发作期 EEG 首先出现全导联波幅压低,而后出现以左侧颞后区为著的漫波节律、尖波活动,扩布范围较广泛。

2. 诊疗策略和随访结果　患者行左侧前颞叶及内侧结构切除,术后随访 4 年,发作消失。

■ 病例 3-4　颞叶内侧癫痫病例 4

【病历摘要】

患者女性,23 岁。

1. 主诉　发作性意识丧失 5 年。

2. 现病史　发作形式有两种。第一种:发作性心慌、胸闷不适,意识清楚,约 20 秒结束,每个月发作 2~3 次。第二种:在第一种发作基础上出现全身抽搐,平均每月一次。曾经服用苯巴比妥、苯妥英钠,效果均不好。目前服用卡马西平每次 200mg,每天 3 次,丙戊酸钠每次 400mg,每天 3 次。

3. 个人史和家族史　均无特殊。

4. 影像学检查　头部 MRI 提示右侧海马硬化。

5. 脑电图检查　详见图 3-7 及图 3-8。

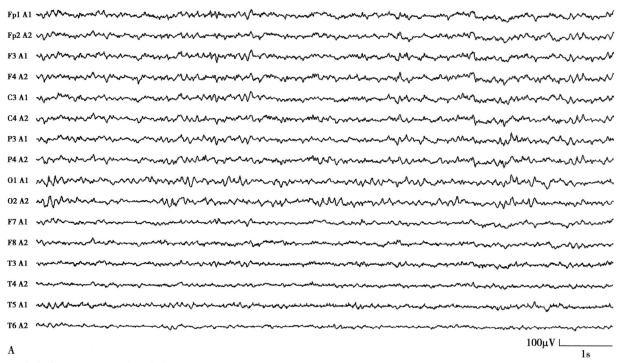

A

100μV

1s

A. 患者清醒闭目,EEG 基本节律为 9.0Hz。

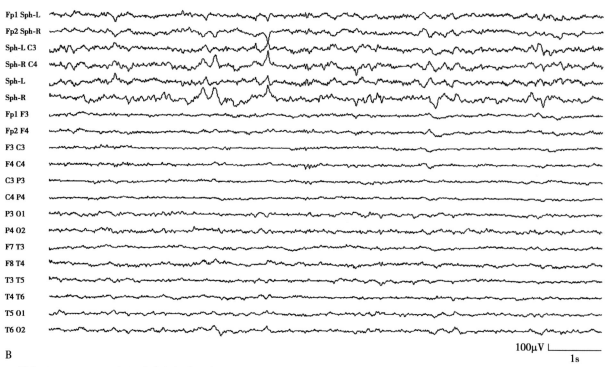

B

100μV

1s

B. Ⅱ期睡眠 EEG 可见右侧蝶骨电极导联尖波。

图 3-7　头皮电极脑电图发作间期

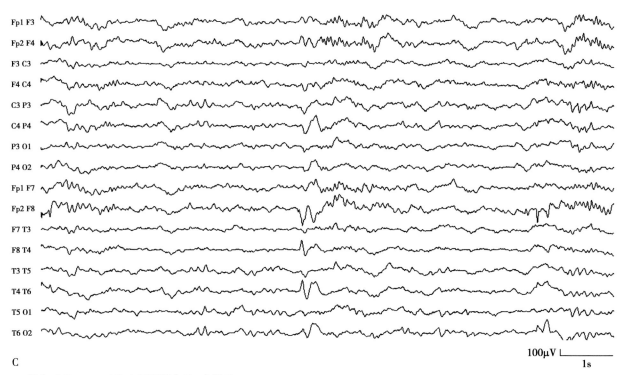

C

$100\mu V$
1s

C. Ⅱ期睡眠 EEG 可见右侧颞区尖波、尖慢波。

图 3-7（续）　头皮电极脑电图发作间期

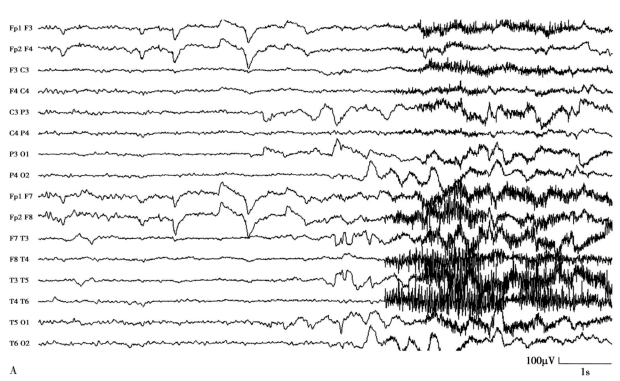

A

$100\mu V$
1s

A. 发作前患者清醒平躺，自觉胸闷不适，示意家属要发作。EEG 表现为在清醒背景基础上，右侧颞后区出现慢波，左侧颞区、顶区导联有伪差。

图 3-8　头皮电极脑电图发作期

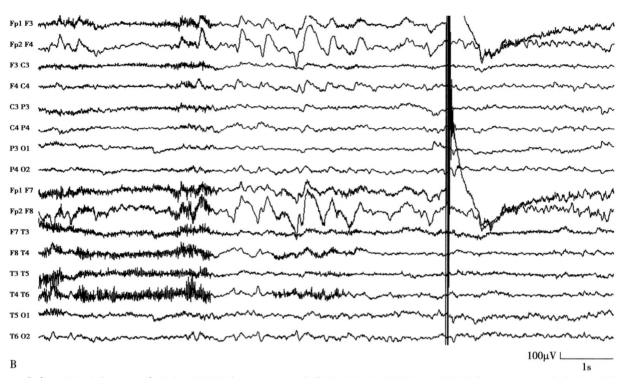

B

B. 患者无明显动作。EEG 表现为右侧额区(F2 F4、Fp2 F8)导联可见不规则慢波,右侧颞区(T4 T6、T6 O2)导联可见低幅尖波。

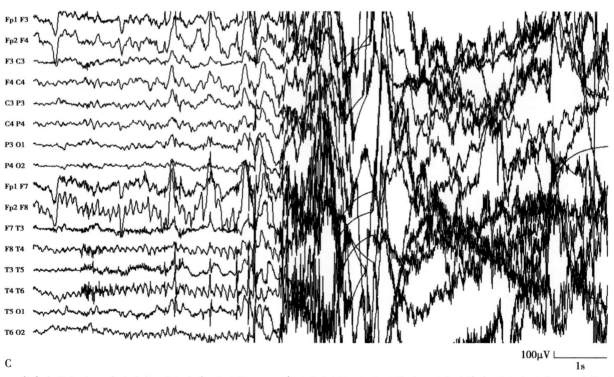

C

C. 患者突然大叫,口角向左抽,继之张嘴,头后仰。EEG 表现为右侧额区、颞区导联可见尖波节律,右侧额区(Fp2 F4)导联少量棘慢波,继而全导联可见肌电伪差及晃动伪差。

图 3-8(续) 头皮电极脑电图发作期

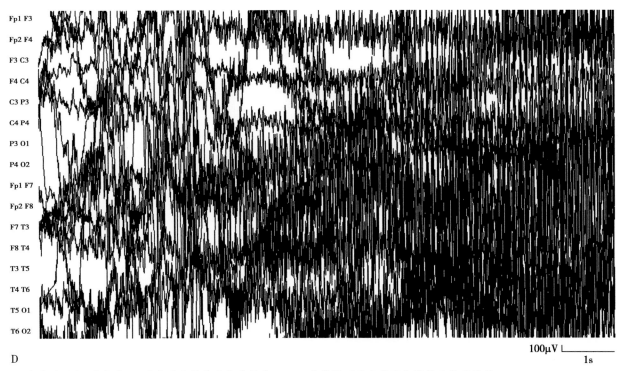

100μV
1s

D

D. 患者头后仰,嘴大张,四肢先屈曲强直后伸直强直。EEG全导联可见大量肌电伪差及晃动伪差。

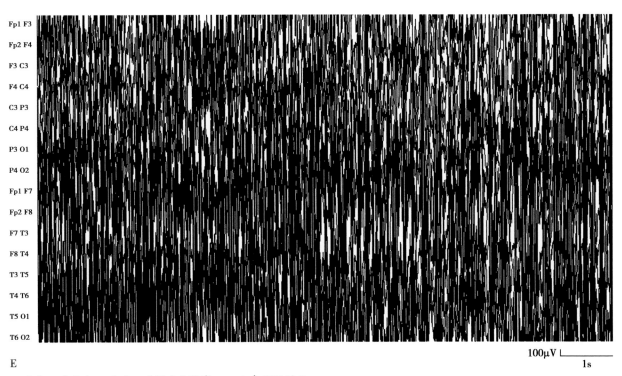

100μV
1s

E

E. 患者四肢强直,5秒后四肢强直伴阵挛。EEG表现同图D。

图3-8(续)　头皮电极脑电图发作期

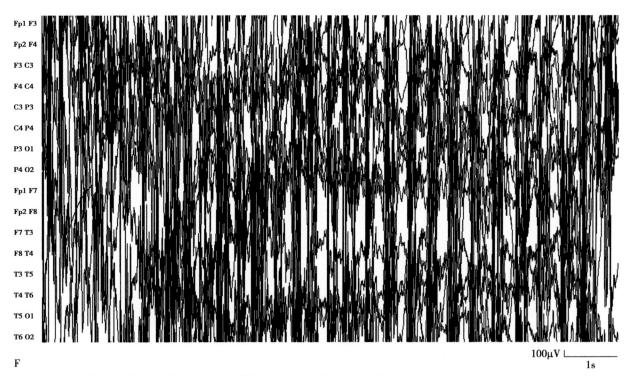

100μV ⌙_____
1s

F

F. 患者症状由强直阵挛转为阵挛。EEG 可见节律性的肌电伪差及晃动伪差。

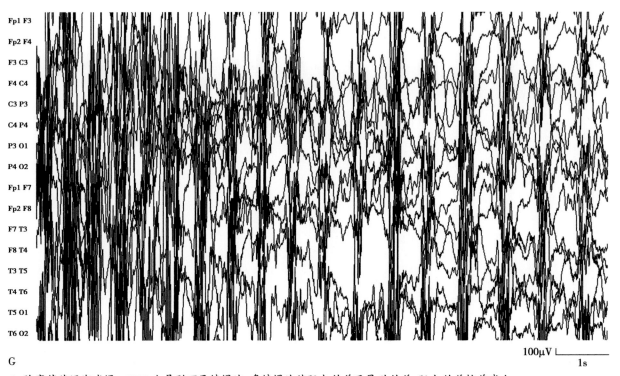

100μV ⌙_____
1s

G

G. 阵挛节律逐渐减慢。EEG 全导联可见棘慢波、多棘慢波伴肌电伪差及晃动伪差,肌电伪差较前减小。

图 3-8(续) 头皮电极脑电图发作期

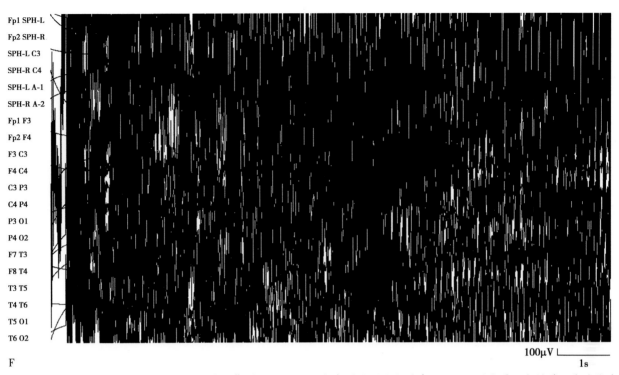

F. 患者口角向左侧抽动,双下肢伸直,双手握拳,左上肢屈曲于胸前,右上肢上抬阵挛。EEG可见大量肌电伪差及晃动伪差。

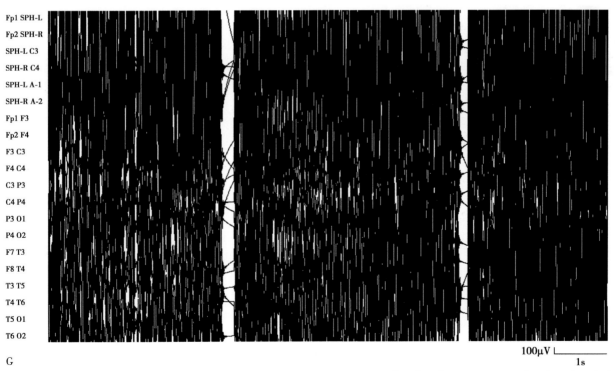

G. 患者嘴大张、发声,下颌抽动,双手握拳,双上肢屈于胸前,双下肢伸直,全身强直阵挛。EEG可见大量肌电伪差及晃动伪差。

图 3-10(续)　头皮电极脑电图发作期

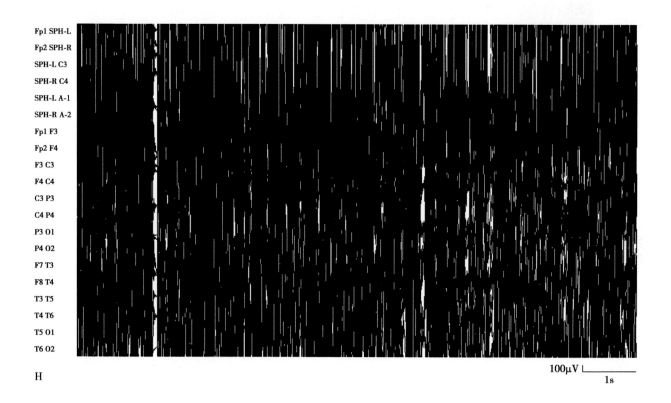

H

100μV

1s

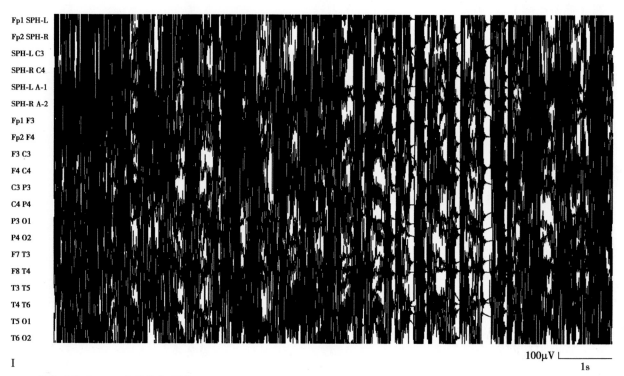

I

100μV

1s

H、I. 患者症状及 EEG 表现基本同图 G。

图 3-10(续)　头皮电极脑电图发作期

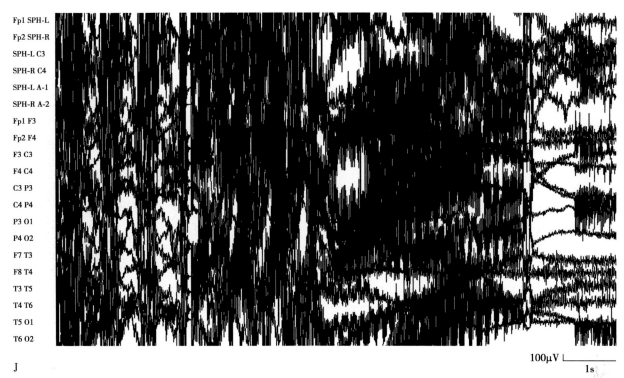

Fp1 SPH-L
Fp2 SPH-R
SPH-L C3
SPH-R C4
SPH-L A-1
SPH-R A-2
Fp1 F3
Fp2 F4
F3 C3
F4 C4
C3 P3
C4 P4
P3 O1
P4 O2
F7 T3
F8 T4
T3 T5
T4 T6
T5 O1
T6 O2

100μV
1s

J

J. 患者症状同图 G, 肌张力恢复, 打鼾, 转入睡眠状态。EEG 可见大量肌电伪差及晃动伪差。

图 3-10 (续) 头皮电极脑电图发作期

【病例点评】

1. 病理特点

(1) 发作特点: 本次发作仅在早期出现短暂的吞咽动作, 而后表现出头眼向左侧偏转、左侧面部抽搐, 进展为双侧强直阵挛发作。

(2) 脑电图特点: 患者发作间期 EEG 显示以右侧颞区为著的棘波、棘慢波, 也可见全导联棘慢波。发作期 EEG 可见全导联波幅压低, 继而右侧广泛的慢波节律, 过程中可见以右侧颞区为著的棘波节律。

(3) 影像学特点: MRI 提示右侧海马硬化。

2. 诊疗策略和随访结果 虽然 MRI 显示右侧海马硬化表现, 但 EEG 和发作特点与常见的颞叶癫痫有明显区别, 考虑发作起源于颞叶, 迅速扩布至右侧更广泛的皮质区, 进展为双侧强直阵挛发作, 遂行右侧前颞叶及内侧结构切除术。术后随访 3 年, 发作消失。

病例 3-6 颞叶内侧癫痫病例 6

【病历摘要】

患者男性, 44 岁。

1. 主诉 发作性意识丧失 20 余年。

2. 现病史 患者诉 20 年前无明显诱因出现发作性意识丧失, 表现为双上肢屈曲, 下肢伸展伴抽搐, 双眼上翻, 口吐白沫, 口唇发绀, 小便失禁, 持续 3~5 分钟后缓解, 进入睡眠, 醒后不能回忆。一年发作 4~5 次, 均于夜间睡眠时出现。口服苯妥英钠治疗。以后未再有上述发作, 但出现轻微发作, 表现为双眼发直, 呼之不应, 有咂嘴、吞咽及干呕动作。发作前有头晕、上腹不适感, 一个月发作 7~8 次。有时有双眼发直, 左右张望, 咂嘴, 均持续 1~2 分钟后缓解。白天、夜间均有发作。予卡马西平治疗无明显缓解。7 年前因出现苯妥英钠毒性作用后停用, 改服托吡酯治疗仍不能控制发作, 3 年前改用卡马西平合并托吡酯治疗, 并逐渐加量, 无效, 予奥卡西平治疗, 无效后改为加巴喷丁治疗至今, 其发作仍然频繁,每天最多发作 2~3 次,间隔 1~2 天。患者自发病以来,记忆力明显减退,无体重改变,食欲佳,睡眠欠佳,二便正常。

3. **既往史**　患者足月顺产。无外伤史。出生 3~4 个月时曾患脑炎,具体情况不详。

4. **家族史**　无家族遗传史。

5. **查体**　神志清,精神可,计算力、记忆力、定向力差,言语流利,双侧瞳孔等大等圆,对光反射灵敏,眼球居中,眼动充分。双侧额纹、面纹对称,悬雍垂不偏,软腭上抬有力,双侧咽反射灵敏。伸舌居中,无舌肌萎缩,舌肌纤颤。四肢肌力 5 级,四肢肌张力正常,腱反射(++),双侧 Rossolimo 征(+),双侧巴宾斯基征(−),下颌反射(−),肢体痛温觉正常,浅感觉及音叉振动觉正常。心、肺、腹无明显异常。

6. **心理检测报告**　韦氏成人智力量表(WAIS-RC)结果显示,言语智商(VIQ)=77,操作智商(PIQ)=79,全智商(FIQ)=76;韦氏智商测试印象显示智力边缘状态。

7. **影像学检查**

(1) MRI 符合双侧海马硬化改变。

(2) MRS 提示左侧海马体部水平 NAA 浓度(NAA/Cr:1.18)较右侧相应部位(NAA/Cr:1.10)略高;左侧海马体部水平 ChO 浓度(NAA/Cr:1.27)较右侧相应部位(NAA/Cr:1.00)略高。

(3) 脑血流灌注显像(发作间期)SPECT 提示左侧额叶、颞叶交界区皮质局部血流灌注减低;双侧颞叶皮质血流灌注欠佳,以右侧为主。

8. **脑电图检查**　详见图 3-11~ 图 3-15。

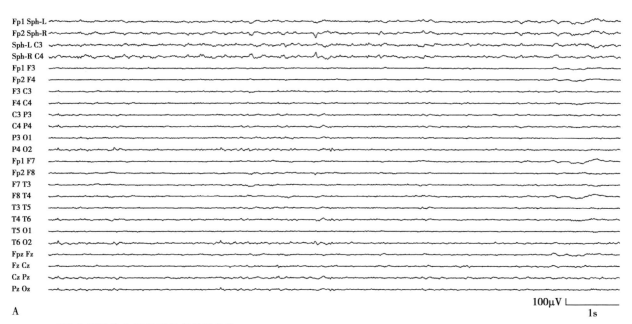

A

100μV

1s

A. EEG 可见右侧蝶骨电极导联散在低幅尖波。

图 3-11　头皮电极脑电图发作间期

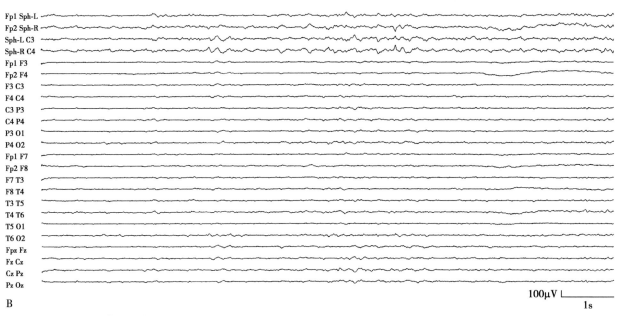

B

B. EEG 可见右侧蝶骨电极导联尖波、慢波。

图 3-11(续)　头皮电极脑电图发作间期

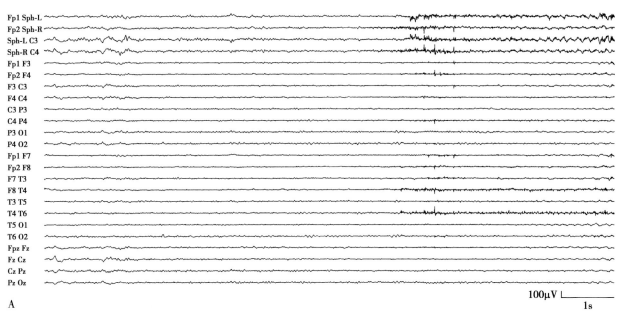

A

A. 发作前患者处于睡眠状态,从睡眠中醒来,无明显先兆。EEG 由 Ⅱ 期睡眠脑电图转为低幅快波,双侧蝶骨电极导联可见慢波节律。

图 3-12　头皮电极脑电图发作期

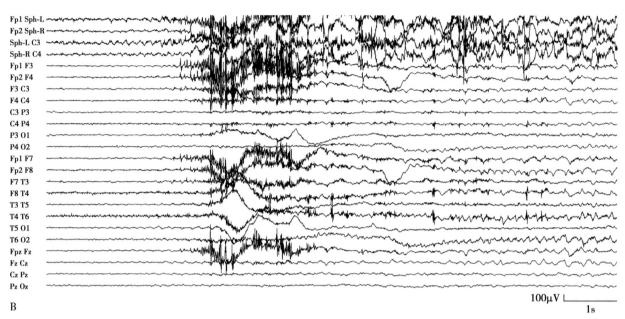

100μV
1s

B

B. 发作时患者出现咂嘴和右手摸索动作。EEG 可见双侧蝶骨电极导联中幅尖波,继而右侧蝶骨电极导联可见尖波节律,右侧颞区导联尖波。

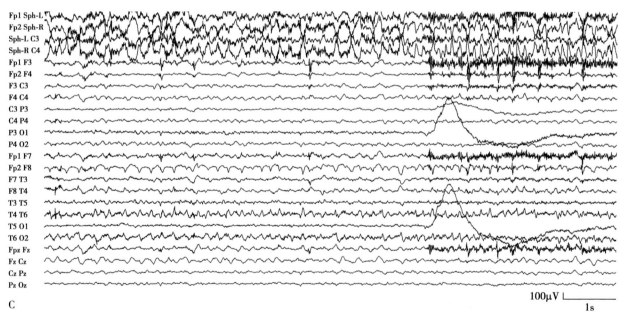

100μV
1s

C

C. 患者还在咂嘴,表情有些呆滞。EEG 可见右侧蝶骨电极导联可见尖波节律,右侧颞区出现节律尖波和慢波混合。

图 3-12(续)　头皮电极脑电图发作期

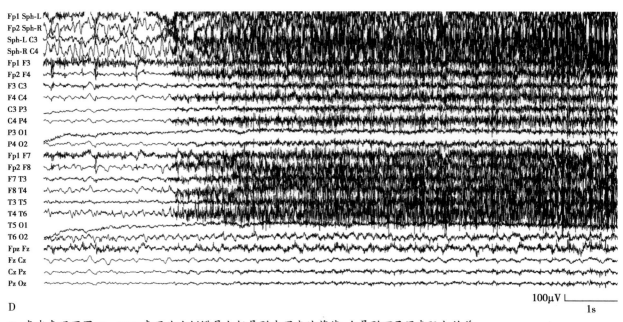

D. 患者表现同图 C。EEG 表现为右侧蝶骨电极导联出现尖波节律,全导联可见混杂肌电伪差。

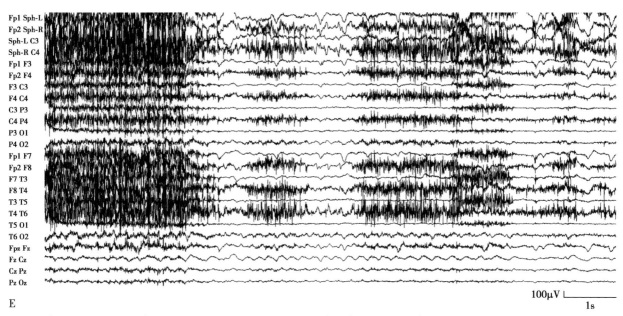

E. 患者表现同图 C。EEG 表现为混杂肌电伪差,右侧颞后区及中线导联可见慢波节律。

图 3-12(续) 头皮电极脑电图发作期

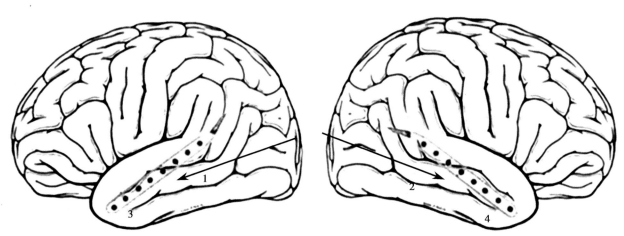

深部电极 1：左侧海马 6 点；深部电极 2：右侧海马 6 点；条状电极 3：左侧颞极 8 点；条状电极 4：右侧颞极 8 点。

图 3-13　颅内电极排列

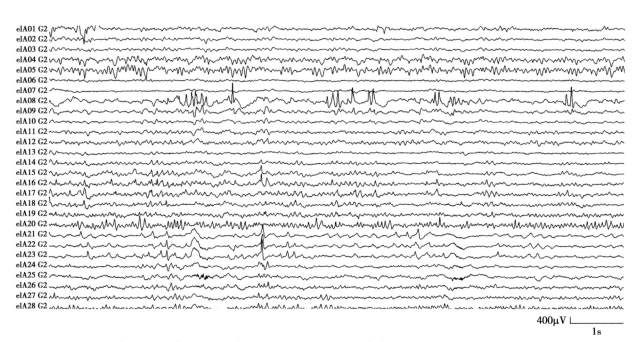

IEEG 可见右侧海马（电极点 el08）、右侧颞极（电极点 elA21，elA22，elA23）棘波。

图 3-14　颅内电极脑电图发作间期

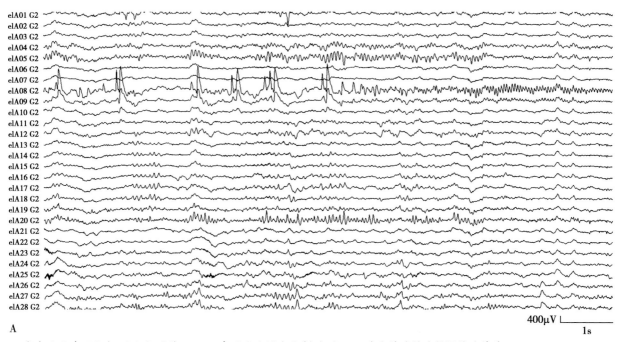

A

A. 患者处于清醒状态，无任何动作。IEEG 表现为右侧海马（电极点 elA08）由棘波转为低幅快波节律。

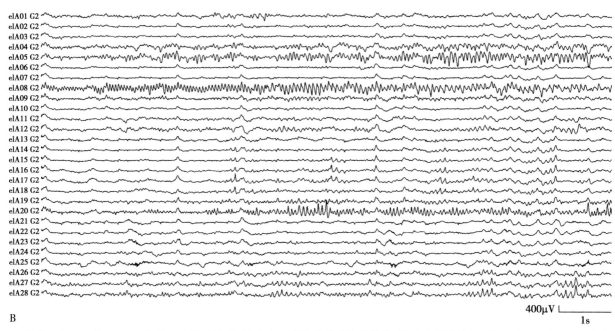

B

B. 患者无任何动作。IEEG 表现为右侧海马（电极点 elA08）快波节律波幅渐高，同时左侧海马（电极点 elA04、elA05）可见尖波节律，左侧颞皮质（电极点 elA20）由低幅快波转为尖波节律。

图 3-15　颅内电极脑电图发作期

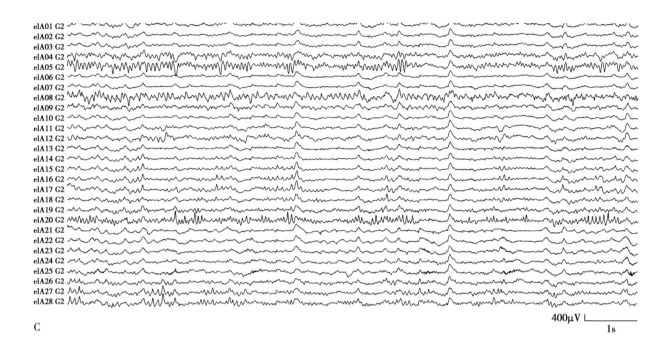

C

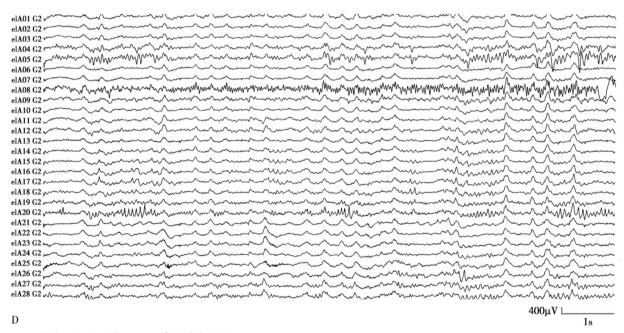

D

C、D. 患者无任何动作。IEEG 表现基本同图 B。

图 3-15(续)　颅内电极脑电图发作期

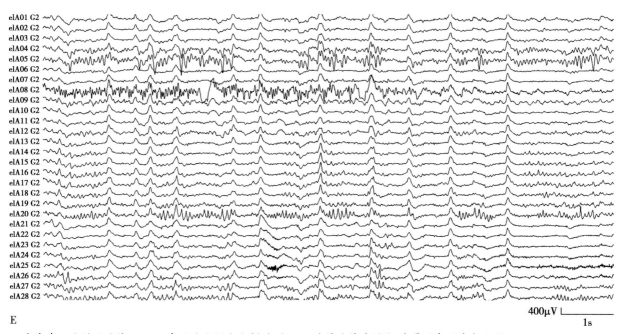

E

400μV

1s

E. 患者有一些摸脸动作。IEEG 表现为右侧海马（电极点 elA08）棘波节律增快,余导联表现基本同图 D。

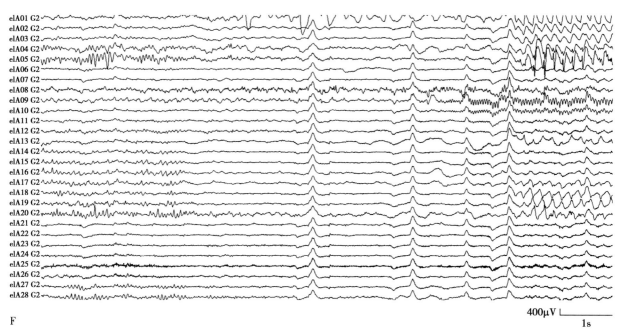

F

400μV

1s

F. 患者身体在床上挪动,双上肢屈曲于胸前。IEEG 表现为右侧海马、右侧颞极低幅快波节律,左侧海马、左侧颞极尖样慢波节律。

图 3-15(续)　颅内电极脑电图发作期

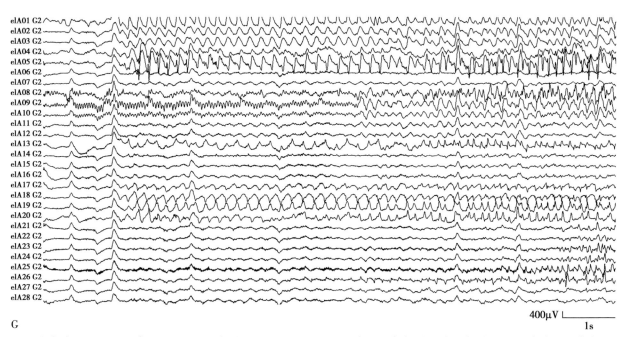

G

G. 患者表情呆滞。IEEG 表现为右侧海马（电极点 elA08、elA09、elA10）快波节律，左侧海马（电极点 elA05）棘慢波节律，左侧颞叶皮质（电极点 elA19、elA20、elA21）尖样慢波节律，右侧颞皮质（电极点 elA25、elA26）低幅快波节律。

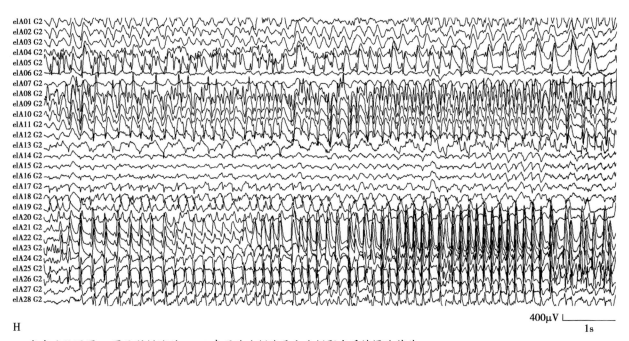

H

H. 患者症状同图 G 图注所描述的，EEG 表现为右侧海马和右侧颞皮质棘慢波节律。

图 3-15（续）　颅内电极脑电图发作期

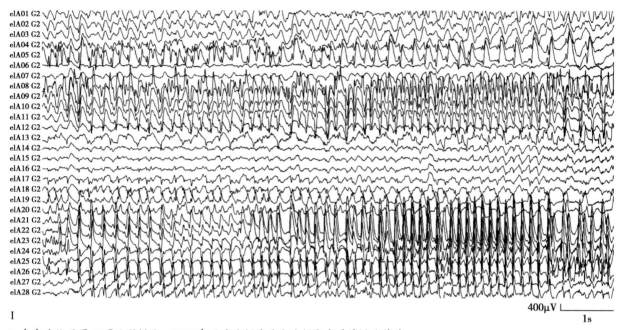

I

400μV

1s

I. 患者症状同图 G 图注所描述。EEG 表现为右侧海马和右侧颞皮质棘慢波节律。

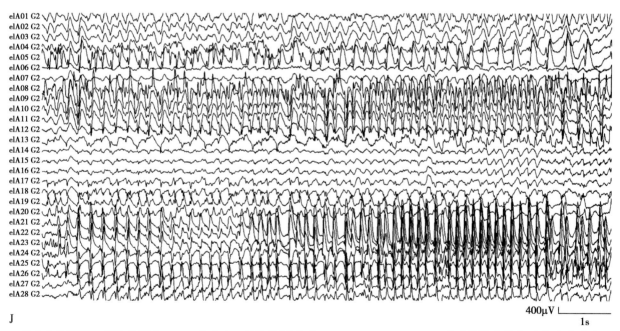

J

400μV

1s

J. 患者症状同图 G 图注所描述。EEG 表现为双侧海马（电极点 elA01、elA08、elA09、elA10）多棘慢波节律,右侧颞皮质棘慢波节律。

图 3-15(续)　颅内电极脑电图发作期

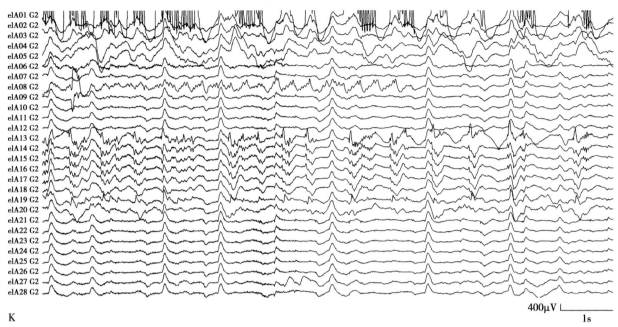

eIA01 G2
eIA02 G2
eIA03 G2
eIA04 G2
eIA05 G2
eIA06 G2
eIA07 G2
eIA08 G2
eIA09 G2
eIA10 G2
eIA11 G2
eIA12 G2
eIA13 G2
eIA14 G2
eIA15 G2
eIA16 G2
eIA17 G2
eIA18 G2
eIA19 G2
eIA20 G2
eIA21 G2
eIA22 G2
eIA23 G2
eIA24 G2
eIA25 G2
eIA26 G2
eIA27 G2
eIA28 G2

400μV
1s

K

K. 患者症状同图 G 图注所描述。家属呼唤患者无应答,临床发作结束。IEEG 表现为左侧海马多棘波,左侧颞皮质节律性棘波。

图 3-15(续)　颅内电极脑电图发作期

【病例点评】

患者 MRI 显示双侧海马硬化表现,而头皮脑电图和发作期症状学表现不足以确切定位发作起始侧别。在这种情况下,埋置颅内电极进行颅内电极脑电图监测是必要的。为分辨颞叶癫痫发作起始侧别,双侧对称置入海马深部电极和条状皮质电极是比较理想的选择。这样有助于鉴别发作时起源的侧别,也可以判定是内侧结构起源还是皮质起源,是同侧海马 - 同侧皮质传播扩布模式,还是经同侧海马 - 对侧海马 / 皮质的传播扩布模式。此外,考虑双侧颞叶癫痫的患者术前还需要进行相关的神经心理评估,综合评估手术对患者的认知功能影响。患者行右侧前颞叶及内侧结构切除。术后随访 5 年,发作消失。

▣ 病例 3-7　颞叶内侧癫痫病例 7

【病历摘要】

患者女性,37 岁。

1. **主诉**　发作性意识丧失、动作终止 16 年。

2. **现病史**　16 年前,无明显诱因患者出现头晕,1~2 秒后突发意识丧失、动作终止,2~3 秒后自行缓解,无肢体抽搐及大小便失禁。之后每个月发作 1~2 次或 2~3 个月发作 1 次,表现同前,未予诊治。14 年前开始发作频繁,每 2~3 天发作 1 次,发作时伴有双手互搓或搓脸,于月经前后多发。于当地医院诊治,给予卡马西平等抗癫痫药物口服,效果不佳。有时继发四肢抽搐、双目上翻、牙关紧闭,类似的全面强直阵挛发作每年 2~3 次。2 年前开始服用中药(具体成分不详)及卡马西平(每次 100mg,每天 3 次)。1 个月前,曾于 1 个月内大发作 4 次,故来我院就诊,给予口服奥卡西平,每次 450mg,每天 2 次;氯硝西泮,每次 0.5mg,每晚 1 次。1 个月来无大发作。目前的发作形式为:以愣神伴双手互搓或搓脸为主,每次持续 2~3 秒缓解,每隔 2~3 天发作 1 次或 1 天发作 3~4 次。口服奥卡西平(每次 450mg,每天 2 次)、氯硝西泮(0.5mg,每晚 1 次)及中药。

3. **既往史**　患者无难产及产伤史。6 岁时曾有一次一氧化碳中毒,中毒程度不详。

4. **查体**　神清语利,高级皮质功能正常。脑神经查体阴性。四肢肌力、肌张力正常,腱反射正常,左掌颌反射阳性,左侧巴宾斯基征可疑。颈无抵抗,浅深感觉、共济检查均正常。

5. 影像学检查

（1）MRI 提示副鼻窦炎,左侧筛窦、上颌窦多发囊肿。

（2）头颅 MRS 提示左侧海马体部水平 NAA 浓度(NAA/Cr:1.56)较右侧相应部位(NAA/Cr:1.11)略高;左侧海马体部水平 CHO 浓度(CHO/Cr:1.12)较右侧相应部位略高;右侧海马较对侧略小。

（3）SPECT 提示双层大脑皮质弥漫性血流灌注欠佳,以右侧顶叶局部减低为著。

6. 脑电图检查　详见图 3-16~ 图 3-20。

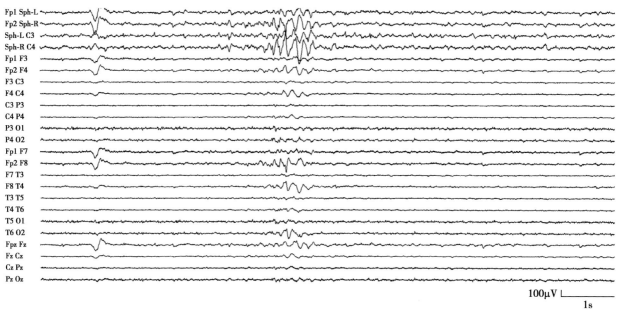

EEG 表现为右侧蝶骨电极导联尖波,右侧颞区导联尖波、慢波。

图 3-16　头皮电极脑电图发作间期

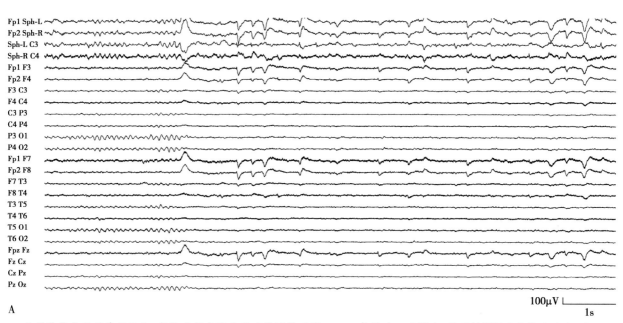

A. 发作前患者处于清醒状态,发作时患者睁开眼睛伴缓慢眨眼。EEG 表现为 α 波消失,呈现低幅慢波和快波混和,伴眨眼伪差。

图 3-17　头皮电极脑电图发作期

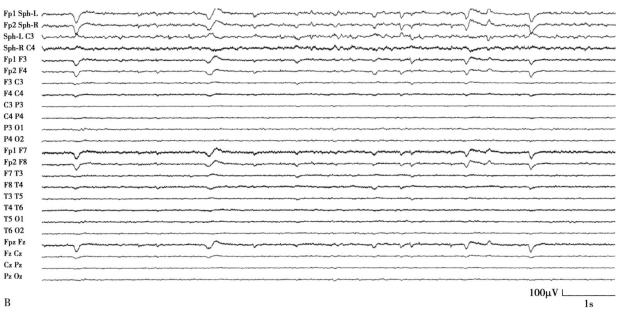

B

B. 患者表情呆滞,无肢体动作。EEG 表现仍为低幅快波。

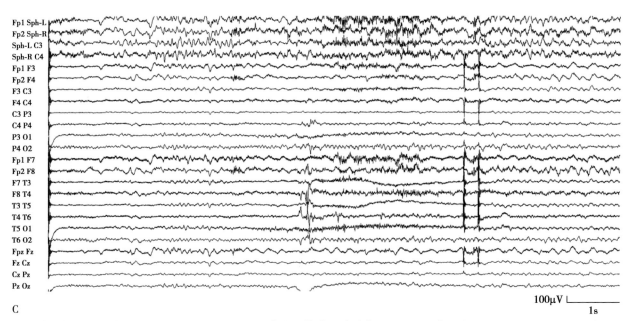

C

C. 患者头部出现不自主的左右缓慢转动,双下肢不自主屈伸伴双手摸索衣服。EEG 表现为双侧颞区慢波和肌电混合,右侧颞后区出现快波节律。

图 3-17(续) 头皮电极脑电图发作期

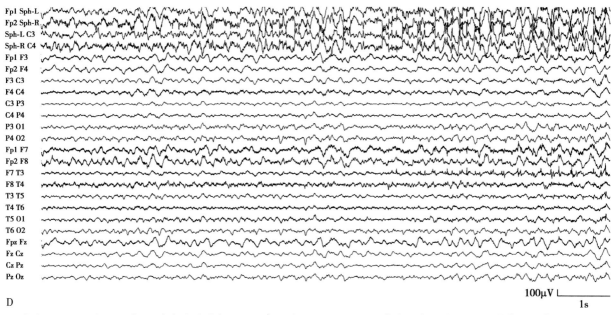

D

D. 患者双下肢不自主动作,双手在胸前摸索。EEG表现为右侧颞后区快波节律扩展至对侧,双侧蝶骨电极导联出现尖波节律和慢波。

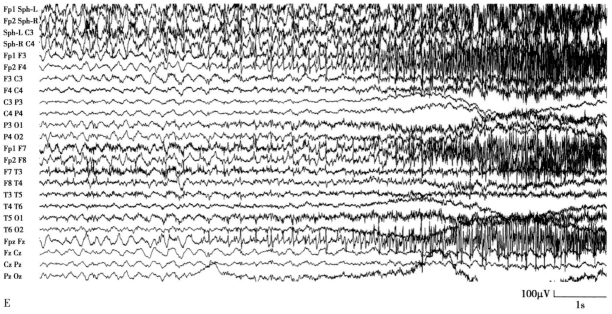

E

E. 患者双脚尖向外转动,双手摸索。EEG表现为双侧蝶骨电极导联可见高幅慢波和尖化慢波,波幅渐增高;双侧颞后区显示快波节律和慢波混合。

图 3-17(续) 头皮电极脑电图发作期

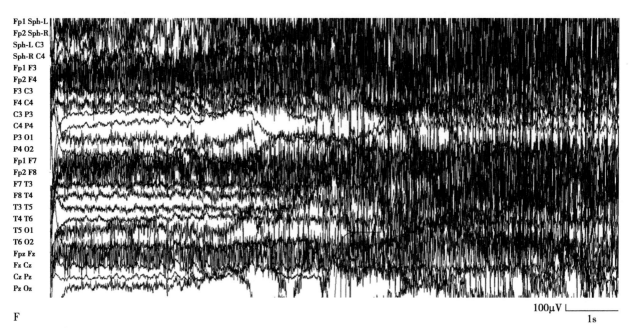

F

100μV
1s

F. 患者头部向右偏伴右上肢上抬。EEG 全导联可见混杂肌电伪差。

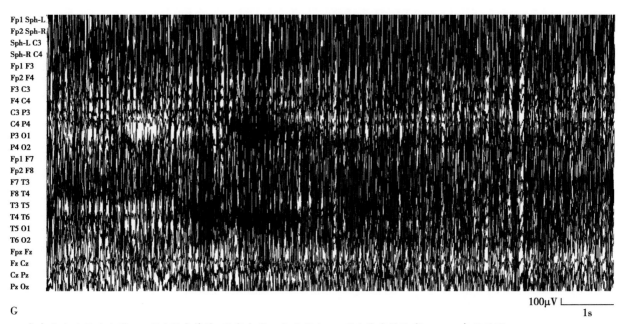

G

100μV
1s

G. 患者右上肢屈曲上抬,双下肢强直外展,逐渐出现双上肢屈曲、双下肢伸直伴阵挛。EEG 表现同图 F。

图 3-17(续)　头皮电极脑电图发作期

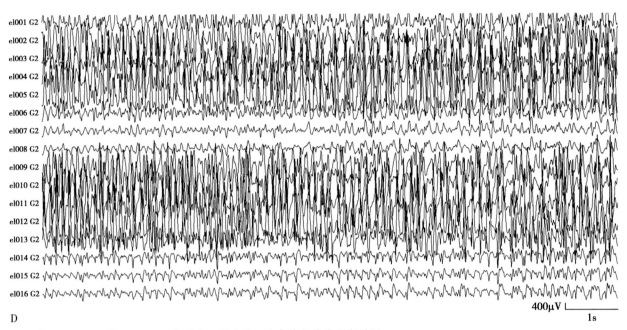

D

D. 患者右上肢屈曲僵硬。IEEG 表现为双侧海马可见高棘波节律逐渐增强。

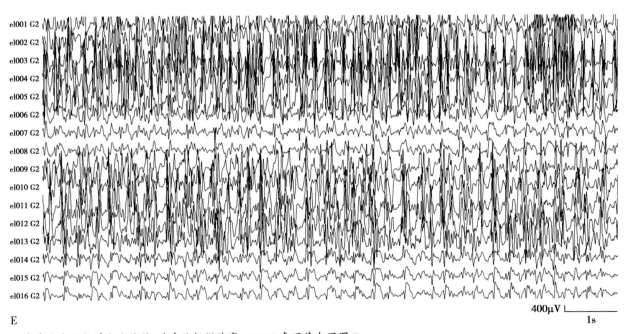

E

E. 患者头渐后仰并向右偏转，伴身体轻微阵挛。IEEG 表现基本同图 D。

图 3-30（续）　颅内电极脑电图发作期

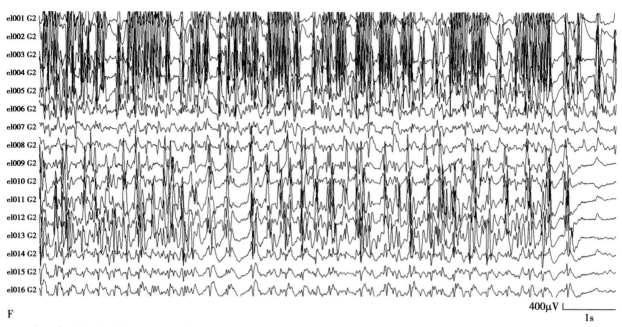

F. 患者全身阵挛,速度渐慢。IEEG表现为左侧海马可见棘波节律,右侧海马可见节律性棘波。

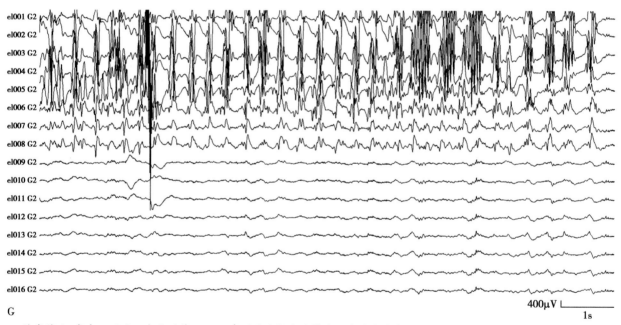

G. 阵挛停止,患者双下肢不自主动作。IEEG表现为右侧海马节律性棘波突然消失,左侧侧海马形成棘慢波节律。

图 3-30(续)　颅内电极脑电图发作期

【病例点评】

　　患者发作间期双侧蝶骨电极导联显示独立尖波、慢波。发作起始期 EEG 见左侧蝶骨电极导联稍早连续出现高幅尖波,继之双侧蝶骨电极导联显示高幅尖波节律。由于脑电图定侧诊断不十分明确,因此需要置入颅内电极。在双侧海马深部置入电极清晰显示:右侧海马电极早于左侧 2.5 秒记录到爆发的棘慢波。因此可以明确定位发作起源于右侧海马。行右侧前颞叶及内侧结构切除术。术后随访 2 年,发作消失。

第三节 颞叶外侧癫痫病例

■ 病例 3-10 颞叶外侧癫痫病例 1

【病历摘要】

患者女性,16 岁。

1. 主诉 发作性意识丧失伴肢体抽搐 6 年。

2. 现病史 患者于 6 年前无明显诱因出现无目的走动,呼之不应,持续约 1 分钟后缓解,不能回忆发作过程。此后每个月发作 1 次,均于白天发作,形式大致同前。5 年前开始,发作表现为双手摸索样动作,双眼直视前方,伴口中发声,呼之不应,持续约 1 分钟后缓解,每 10 余天发作 1 次。3 年前,又出现四肢抽搐样发作,表现为意识丧失,双手胸前摸索,而后倒地,上肢屈曲,下肢伸直,伴阵挛,有口唇发绀、口吐白沫、牙关紧闭,无二便失禁及舌咬伤,约 1 分钟缓解后出现躁动不安,双手摸索,偶有走路,自言自语,持续 3~5 分钟不等,继而入睡,约半小时,醒后如常。患者多于白天发作,之前无明确先兆,几乎每天均有发作。患者自 6 年前首次发病后于当地医院诊断为癫痫后口服苯妥英钠,控制不佳。曾换过多种药物(具体不详),直至 1 年前服用卡马西平(每次 200mg,每天 2 次),癫健安(每次 400mg,每天 2 次)后,上述四肢抽搐样发作约每个月发作 1 次,双手摸索样发作 1~2 天发作 1 次。患者自发病以来,性格较前倔强、暴躁。二便正常,体重无明显变化。

3. 既往史 无特殊。

4. 个人史和家族史 均无特殊。

5. 查体 神清语利,计算力、定向力、记忆力正常,理解力稍差,性格倔强,余无阳性体征。

6. 辅助检查 血药浓度:丙戊酸钠 42.13μg/ml(50~100μg/ml);卡马西平 5.88μg/ml(4~12μg/ml)。

7. 影像学检查

(1) MRI 提示左侧颞叶异常信号。

(2) DSA 未见明显异常。

(3) fMRI 提示右手对指运动试验显示,左侧大脑半球原始运动皮质有激活,左侧颞叶内病变区未出现激活。

8. 脑电图检查 详见图 3-31 及图 3-32。

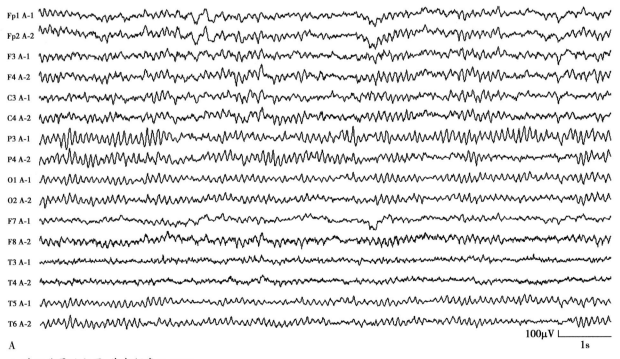

A. 清醒背景脑电图,基本频率 9~11Hz。

图 3-31 头皮电极脑电图发作间期

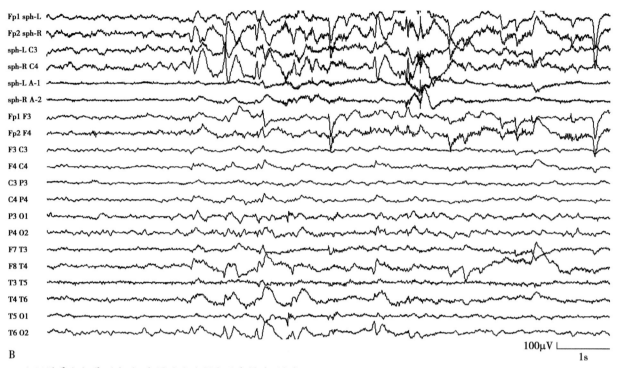

B

100μV

1s

B. 右侧蝶骨电极导联尖波、尖慢波和右侧颞区尖慢波、慢波。

图 3-31(续)　头皮电极脑电图发作间期

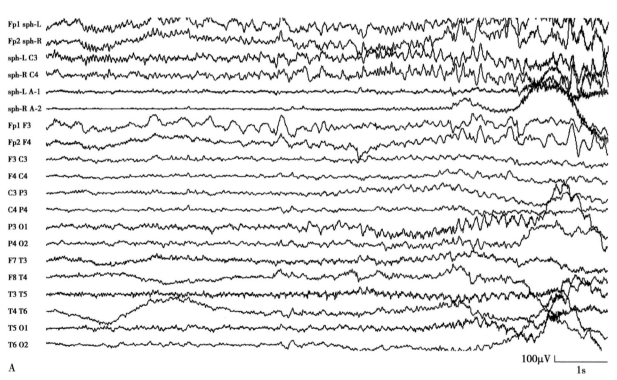

A

100μV

1s

A. 发作前 10 秒患者安静平躺,10 秒后患者左臂上抬,双手抓握动作。EEG 全导联可见低幅快波 5 秒,左侧 Fp1 F3 导联有慢节律,随之全导联频率渐慢,波幅渐高。

图 3-32　头皮电极脑电图发作期

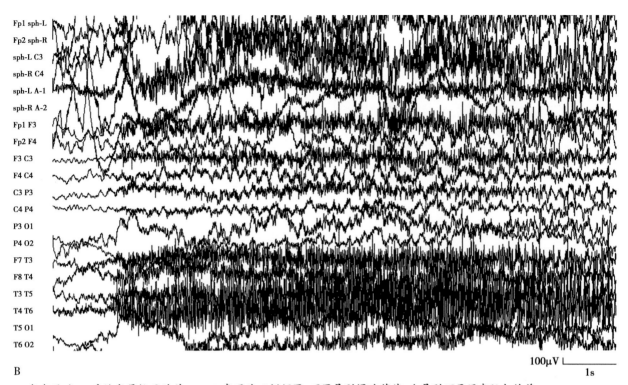

B. 患者躁动，双手被家属按于胸前。EEG 表现为双侧额区、顶区导联慢波节律，全导联可见混杂肌电伪差。

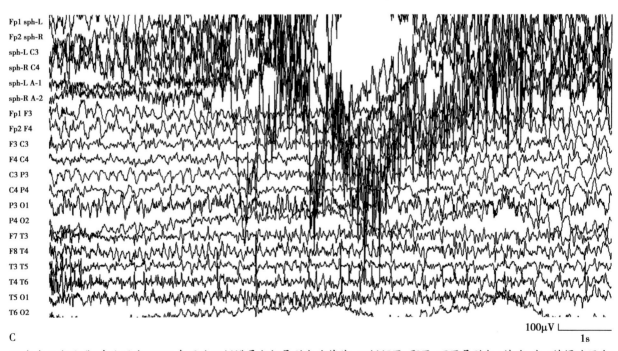

C. 患者目光呆滞，身体强直。EEG 表现为双侧蝶骨电极导联尖波节律，双侧额区、颞区、顶区导联尖 / 棘波、尖 / 棘慢波混合。

图 3-32（续）　头皮电极脑电图发作期

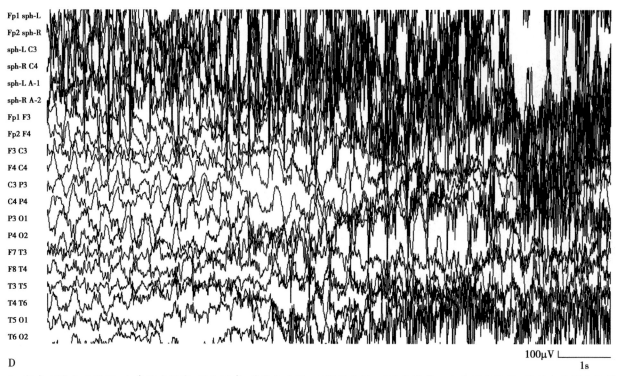

100μV
1s

D

D. 患者双眼向右凝视,上身强直阵挛,继之发声,嘴角向右歪,双下肢上抬,双手握拳并双上肢屈于胸前,继发全身强直阵挛
发作。EEG 表现为双侧额区、颞区、顶区导联尖波、尖慢波,5 秒后全导联可见混杂肌电伪差及晃动伪差。

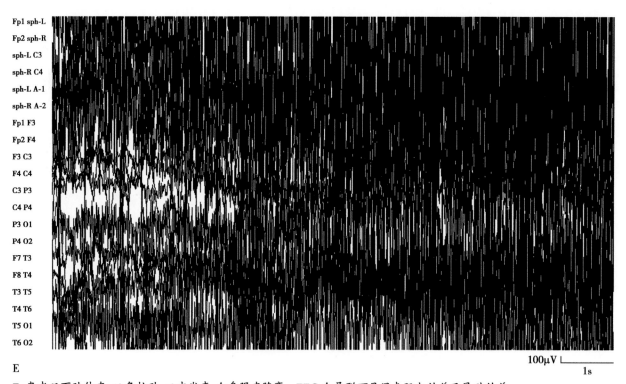

100μV
1s

E

E. 患者双下肢伸直,口角抽动,口中发声,全身强直阵挛。EEG 全导联可见混杂肌电伪差及晃动伪差。

图 3-32(续) 头皮电极脑电图发作期

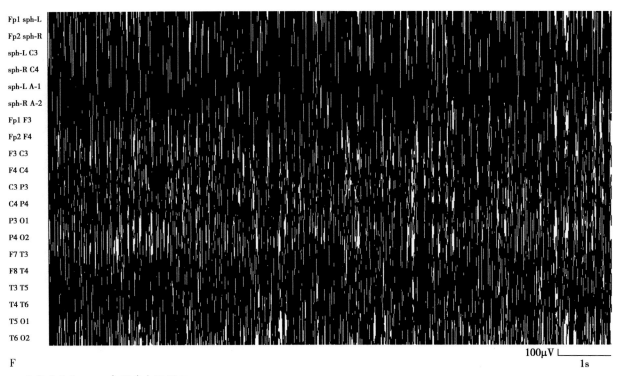

F

F. 患者症状和 EEG 表现基本同图 E。

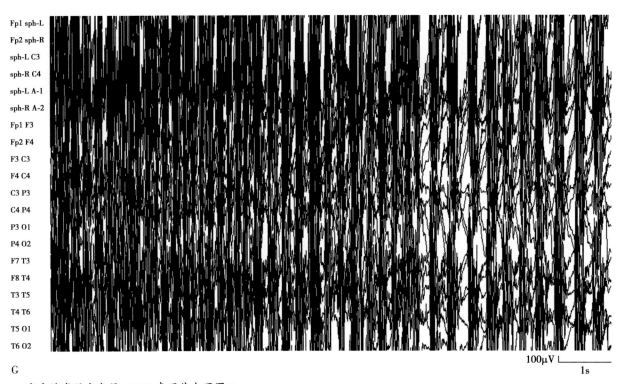

G

G. 患者阵挛强度减弱。EEG 表现基本同图 E。

图 3-32（续）　头皮电极脑电图发作期

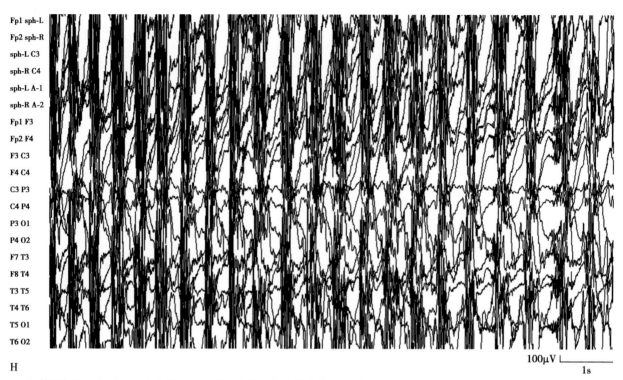

H

H. 患者阵挛强度减弱。EEG 全导联可见棘慢波伴肌电伪差及晃动伪差。

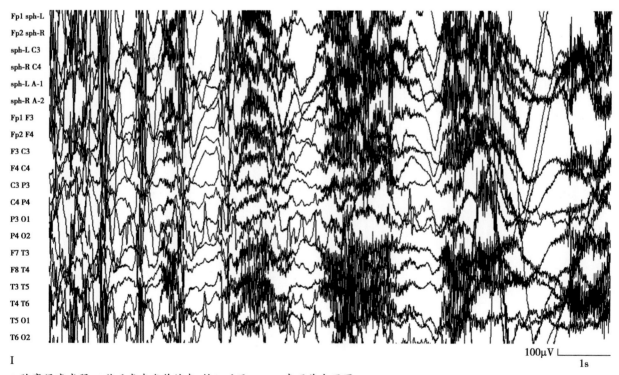

I

I. 阵挛强度减弱，4 秒后患者发作结束，转入睡眠。EEG 表现基本同图 H。

图 3-32（续）　头皮电极脑电图发作期

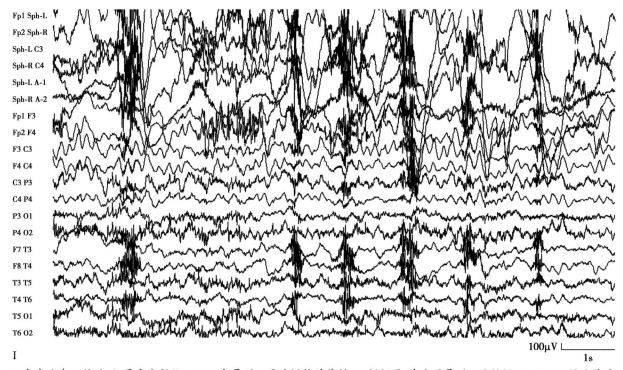

I. 患者头来回转动,似寻觅张望状。EEG各导联可见波幅较前降低,双侧额区、中央区导联可见低幅7.0~8.0Hz慢波节律,双侧蝶骨电极导联有伪差,可见尖波、慢波。

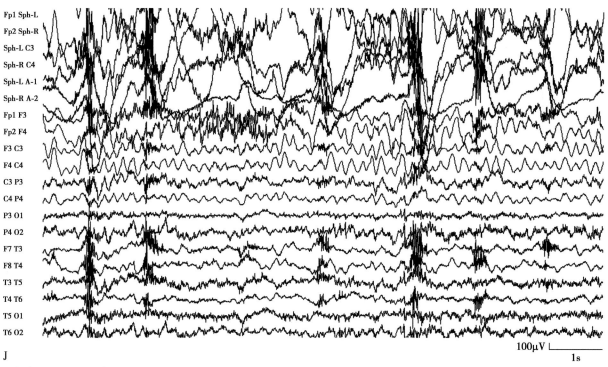

J. 患者症状及EEG表现同图I。

图 3-34(续) 头皮电极脑电图发作期

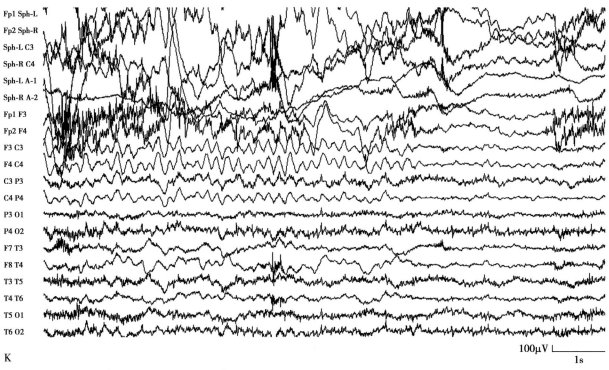

K. 患者症状及 EEG 表现同图 I,7 秒后转为清醒背景脑电图。

图 3-34（续）　头皮电极脑电图发作期

【病例点评】

　　患者表现出听觉先兆,临床考虑颞叶皮质受累。发作间期 EEG 定侧特征不明确。发作期 EEG 显示以右侧蝶骨电极导联为著的节律性活动,逐渐演化为棘波节律,颞区的节律性活动逐渐扩布至额顶区,进而波及对侧颞区、额区。临床表现也由先兆发展为右手自动症,进而表现为双侧上肢肌张力增高,以左侧为著,并伴有轻微阵挛。随着异常脑电节律波及对侧,患者表现出对侧手自动症,以及双手自动症,明显的意识障碍。本例患者的发作症状和发作期 EEG 表现具有明确的定侧意义,结合患者的先兆、发作症状和 EEG 明显的传播扩散过程,行右侧前颞叶及海马、杏仁核切除术。术后随访 2 年,患者无发作。

第四节　其他颞叶癫痫病例

■ 病例 3-12　双侧颞叶癫痫病例

【病历摘要】

　　患者男性,21 岁。

　　1. **主诉**　发作性面部及肢体抽搐伴意识不清 4 年。

　　2. **现病史**　患者于 4 年前突然出现肢体抽搐,意识丧失,当时诊断为脑炎,住院治疗好转。出院后口服卡马西平,每次 300mg,每天 3 次,仍频繁发作。一种发作表现为意识丧失伴四肢抽搐,有时每天均有发作。口服卡马西平、丙戊酸钠、苯巴比妥、拉莫三嗪、氯硝昔泮 5 种药物治疗,但仍然发作。主要发作表现为愣神、发笑,左侧面部抽搐,头、眼向左转,持续 1~2 分钟,发作前感觉头脑一片空白,发作后反应迟钝。另一种发作表现为在上诉症状后四肢强直阵挛。发作频率不定,与紧张、劳累、天气变化有关。有时数月发作一次,有时一天发作数次。

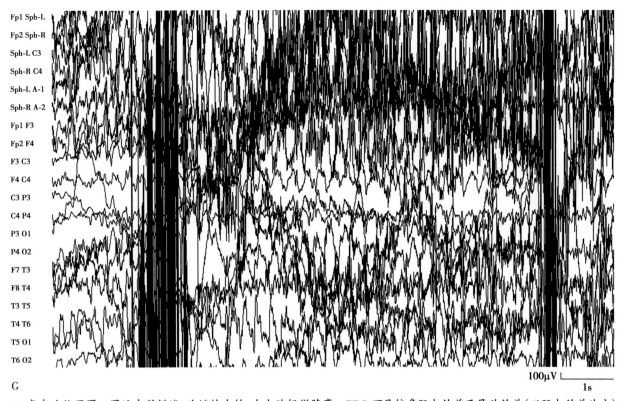

G

G. 患者症状同图 F 图注中所描述,头继续左转,左上肢轻微阵挛。EEG 可见较多肌电伪差及晃动伪差(以肌电伪差为主),仅双侧中央区及顶区、枕区导联可见少量中、低幅慢波。

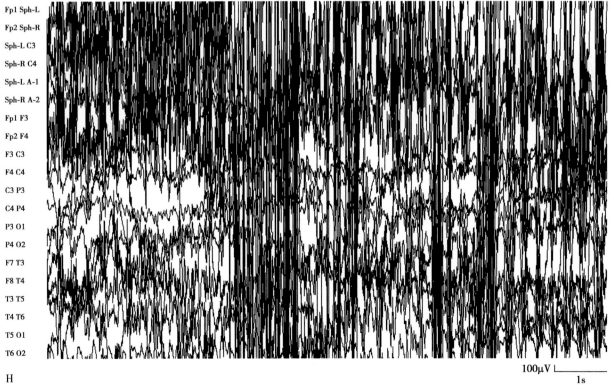

H

H. 患者头左转,左上肢上抬阵挛,幅度渐大,3 秒后身体左转,左上肢伸直,口中发声,全身强直阵挛,左侧略重。EEG 可见大量肌电伪差及晃动伪差(以肌电伪差为主)。

图 3-37(续) 头皮电极脑电图发作期 2(本组图片为记录到的本患者的另一次发作)

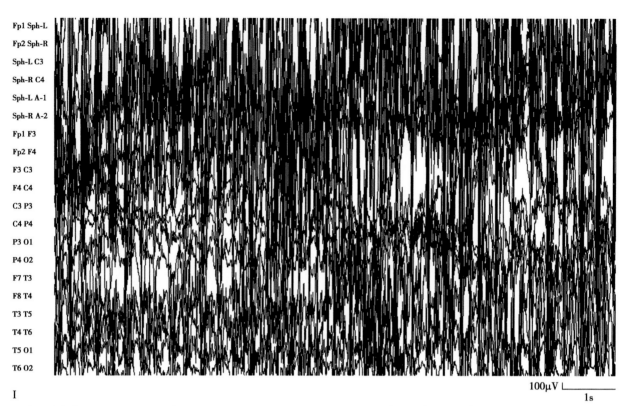

I

I. 前4秒患者症状同图H图注中所描述,4秒后右上肢上抬,双上肢屈曲抬起,全身强直阵挛。EEG可见大量肌电伪差及晃动伪差(以肌电伪差为主)。

图3-37(续)　头皮电极脑电图发作期2(本组图片为记录到的本患者的另一次发作)

【病例点评】

患者发作间期双侧蝶骨电极导联记录到频发独立的尖波。记录到两次发作,均表现为颞叶起源的症状和脑电图特点,但是分别起源于不同侧的颞叶,第一次起源于左侧,第二次起源于右侧。本例提示,在进行术前评估时,尽可能记录多次惯常的临床发作,一般认为至少需要记录3次以上的发作,尤其是需要除外双侧起源的发作时,更需要记录更多次临床发作,以免发生误判。结论:患者的发作为双侧颞叶独立起源,不适合做手术。

病例3-13　额颞叶多脑区癫痫病例

【病历摘要】

患者女性,21岁。

1. **主诉**　发作性抽搐3年余。

2. **现病史**　3年前因高热、反复抽搐,诊断为病毒性脑炎和症状性癫痫。此后服用多种药物(如苯妥英钠、卡马西平和托吡酯)治疗,效果不佳。现发作表现两种形式:①发作性愣神,无语。持续约30秒,每个月2~3次;②突发性大叫一声,头眼右转,随之全身抽搐,约3个月发作一次。

3. **查体**　未见异常。

4. **影像学检查**　MRI未见明显异常。

5. **脑电图检查**　详见图3-38~图3-42。

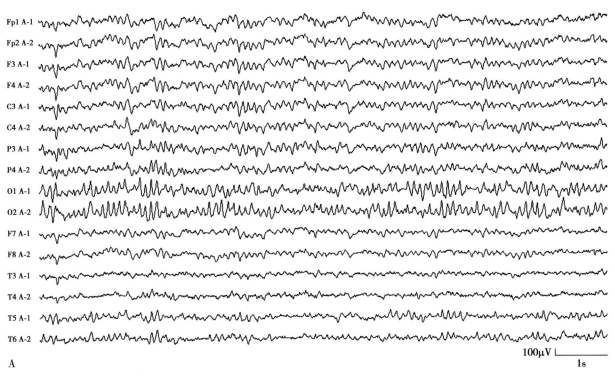

A

A. 清醒背景脑电图，基本节律为 9.0~11.0Hz。

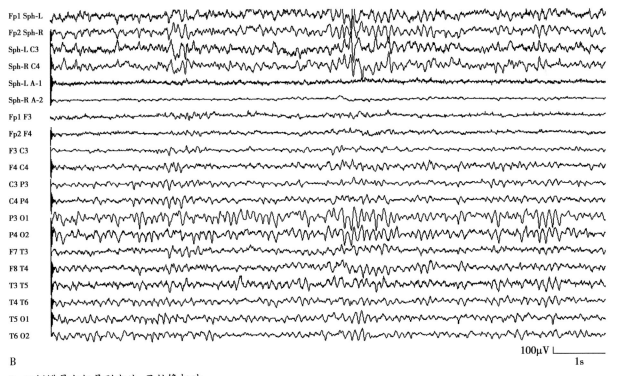

B

B. 双侧蝶骨电极导联尖波，呈针锋相对。

图 3-38 头皮电极脑电图发作间期

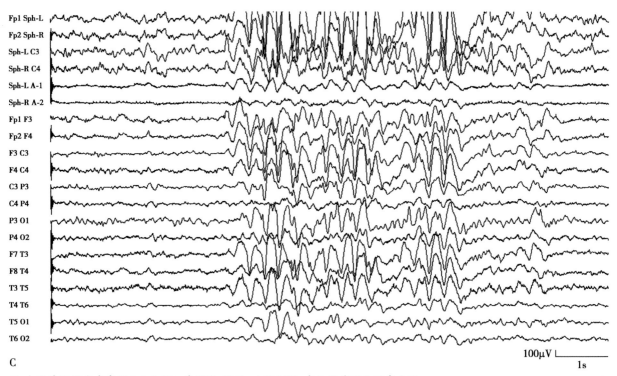

C

C. 左侧导联爆发中高幅 3.0~5.0Hz 棘慢波、慢波，右侧额区、中央区导联也同步出现。

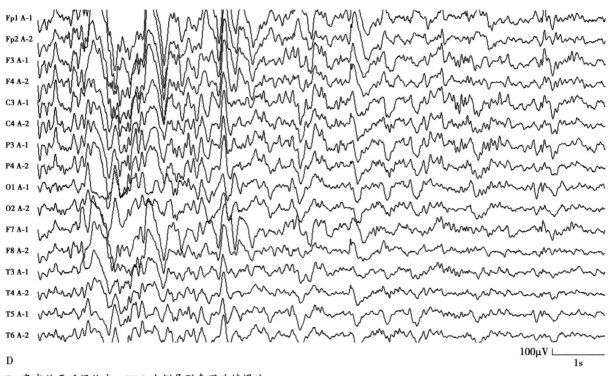

D

D. 患者处于睡眠状态。EEG 左侧导联表现为棘慢波。

图 3-38（续）   头皮电极脑电图发作间期

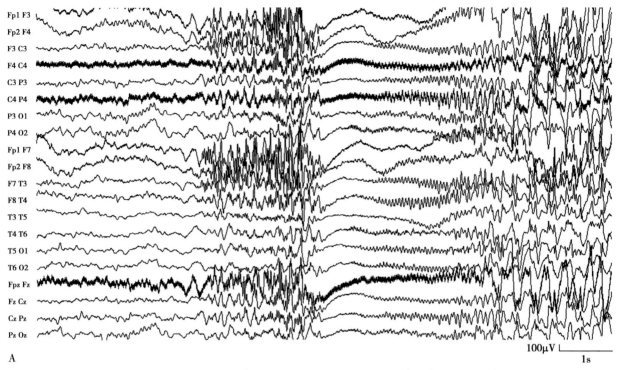

A. 发作前患者处于睡眠状态，左侧卧位。EEG 表现为双侧额区、颞区导联爆发棘波节律，继而全导联可见压低呈现低幅快波节律，波幅逐渐增高形成棘波节律，继之全导联可见棘慢波节律。

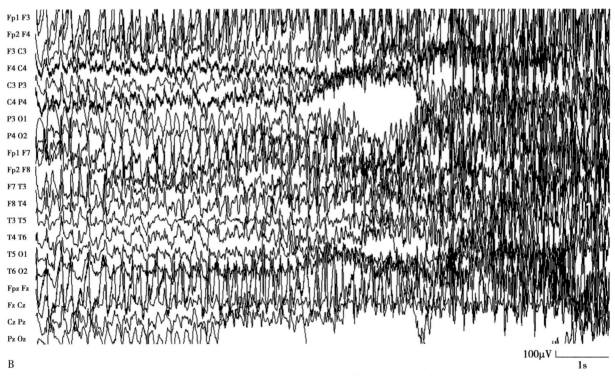

B. 患者发作时睁眼，头向右转，继之右侧肢体上抬。EEG 表现为尖波节律，以左侧为著，伴肌电伪差及晃动伪差。

图 3-39　头皮电极脑电图发作期

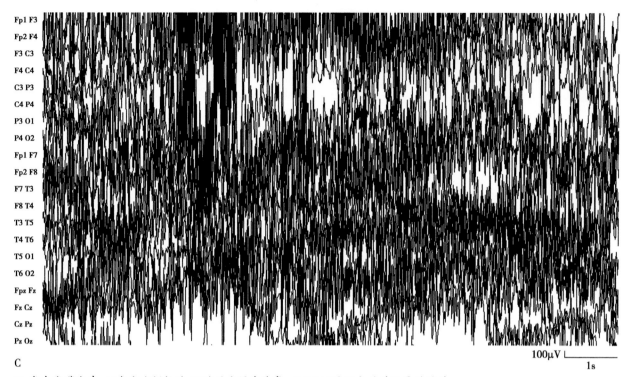

Fp1 F3
Fp2 F4
F3 C3
F4 C4
C3 P3
C4 P4
P3 O1
P4 O2
Fp1 F7
Fp2 F8
F7 T3
F8 T4
T3 T5
T4 T6
T5 O1
T6 O2
Fpz Fz
Fz Cz
Cz Pz
Pz Oz

100μV ┖───
　　　　1s

C

C.患者张嘴发声,口角向右侧抽动,四肢屈曲强直阵挛。EEG可见肌电伪差及晃动伪差。

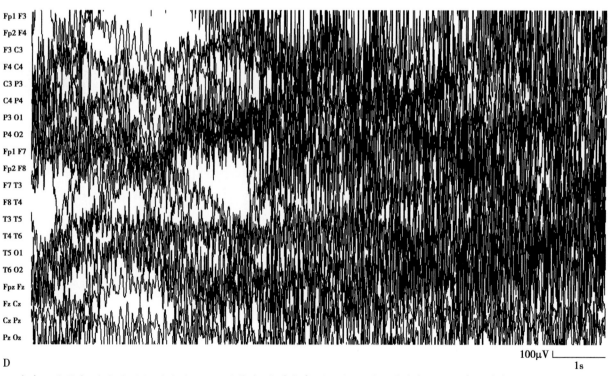

Fp1 F3
Fp2 F4
F3 C3
F4 C4
C3 P3
C4 P4
P3 O1
P4 O2
Fp1 F7
Fp2 F8
F7 T3
F8 T4
T3 T5
T4 T6
T5 O1
T6 O2
Fpz Fz
Fz Cz
Cz Pz
Pz Oz

100μV ┖───
　　　　1s

D

D.患者四肢强直,左上肢屈曲,右上肢及双下肢伸直,张嘴发声,头后仰,6秒后伴阵挛。EEG表现基本同图C。

图 3-39(续)　头皮电极脑电图发作期

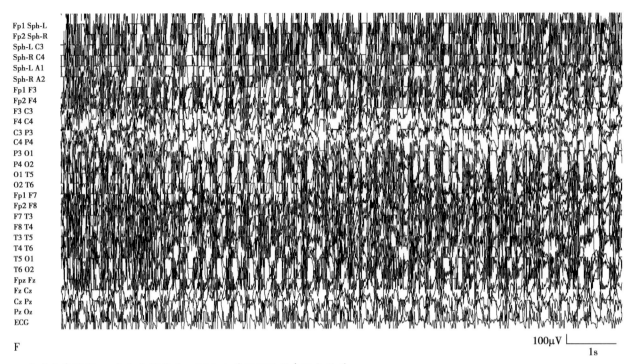

F

100μV

1s

F. 患者全身阵挛，口角向右侧抽动。EEG 全导联可见混杂肌电伪差。

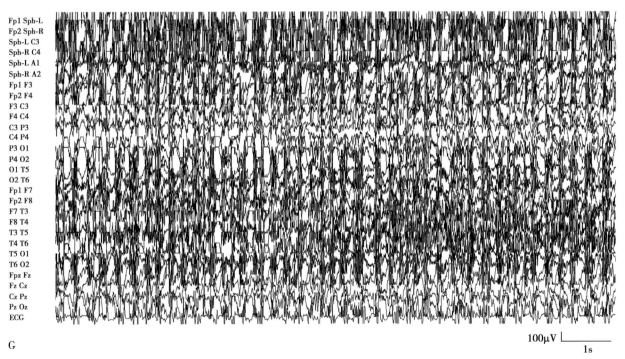

G

100μV

1s

G. 患者全身阵挛频率逐渐减慢。EEG 全导联可见混杂肌电伪差。

图 4-7(续)　头皮电极脑电图发作期

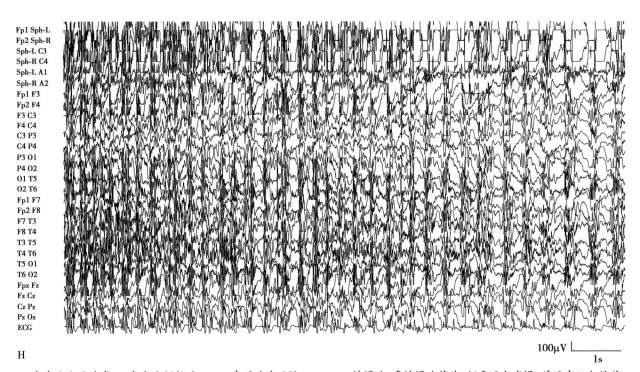

100μV
1s

H

H. 患者右上肢阵挛,口角向右侧抽动。EEG 表现为广泛性 2.5~3.0Hz 棘慢波、多棘慢波节律,频率逐渐减慢,并混有肌电伪差。

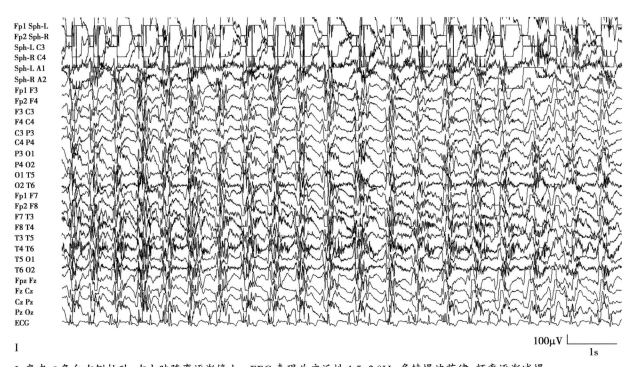

100μV
1s

I

I. 患者口角向右侧抽动,右上肢阵挛逐渐停止。EEG 表现为广泛性 1.5~2.0Hz 多棘慢波节律,频率逐渐减慢。

图 4-7(续)　头皮电极脑电图发作期

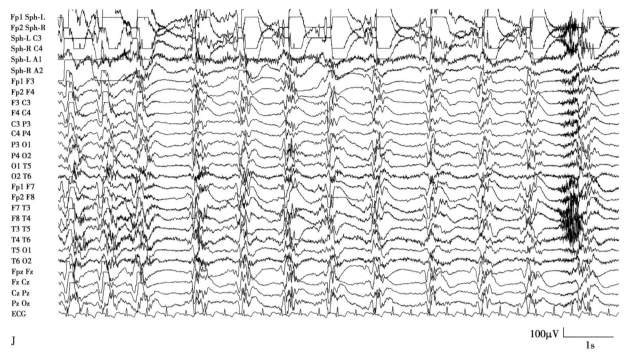

J

100μV
1s

J. 患者口角抽动逐渐停止。EEG 表现为广泛性 1.0Hz 多棘慢波节律。

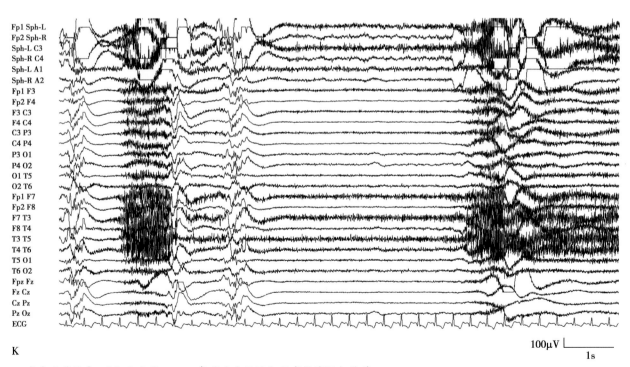

K

100μV
1s

K. 患者发作结束,呼之无应答。EEG 表现为广泛性电压减低伴肌电伪差。

图 4-7(续)　头皮电极脑电图发作期

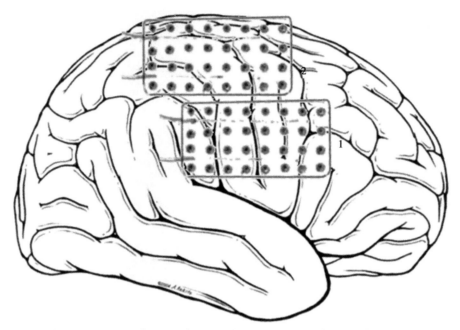

格栅电极 1：右侧中央区下部 32 点；格栅电极 2：右侧中央区上部 32 点。

图 4-8　颅内电极排列

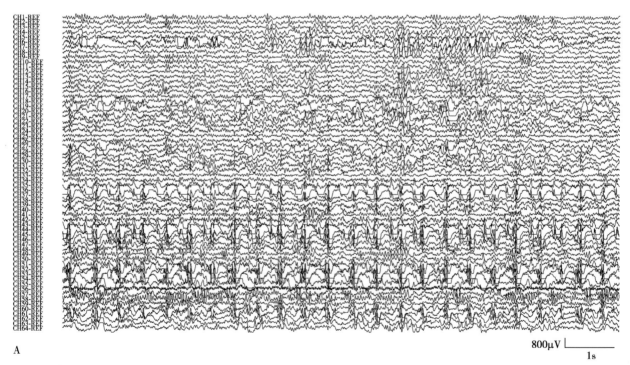

A

800μV ⌐
1s

A. IEEG 表现为右侧中央区上部（电极点 CH36、CH37、CH44、CH45、CH46、CH52、CH53、CH54、CH60、CH61、CH62）节律性棘慢波、多棘慢波。

图 4-9　颅内电极脑电图发作间期

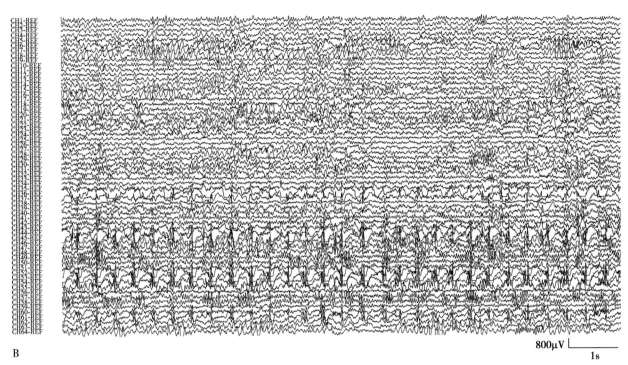

800μV

1s

B

B. IEEG 表现为右侧中央区上部（电极点 CH36、CH37、CH44、CH45、CH46、CH52、CH53、CH54、CH60、CH61、CH62）节
律性棘慢波。

图 4-9（续）　颅内电极脑电图发作间期

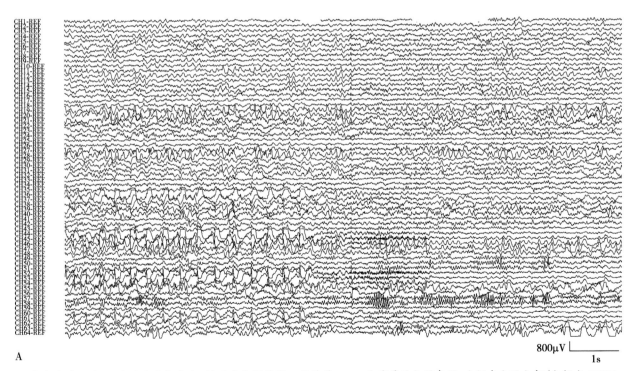

800μV

1s

A

A. 患者为清醒卧位，自述左小指麻木，继而左小指外展。发作前 IEEG 为背景脑电图表现，右侧中央区上部（电极点 CH36、
CH37、CH44、CH45、CH46、CH52、CH53、CH54、CH60、CH61、CH62）表现为节律性棘慢波，继而右侧中央区上部（电极
点 CH45、CH52、CH53、CH54）低幅快波节律。

图 4-10　颅内电极脑电图发作期

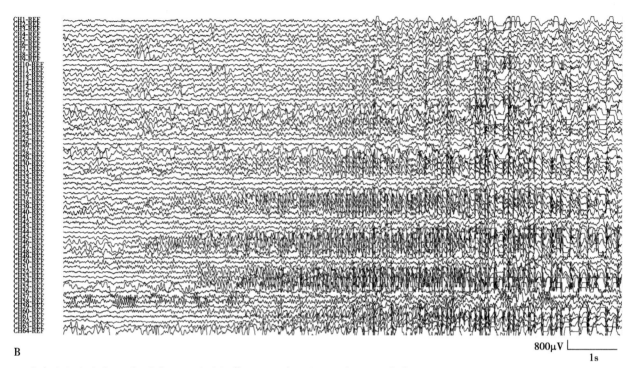

B

800μV ⌐
　　　　1s

B. 患者左上肢外展、上举、阵挛,同时左手握拳。IEEG 表现为右侧中央区上部(电极点 CH36、CH37、CH38、CH39、CH44、
　　CH45、CH46、CH47、CH51、CH52、CH53、CH54、CH55、CH60、CH61、CH62、CH63、CH64)出现棘波节律,并波及右侧
　　中央区下部(电极点 CH29、CH30、CH31、CH32)。

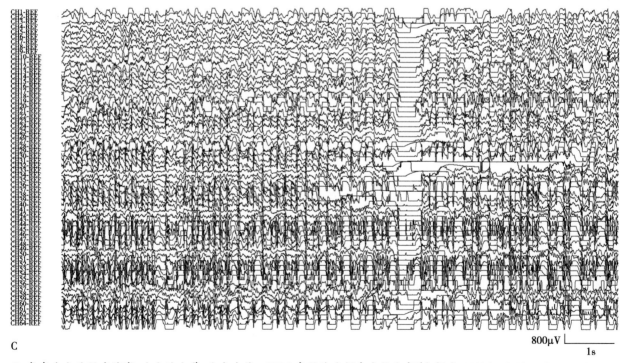

C

800μV ⌐
　　　　1s

C. 患者左上肢强直阵挛,右上肢上举,头向左偏。IEEG 表现为右侧中央区上部(电极点 CH36、CH37、CH38、CH39、
　　CH44、CH45、CH46、CH47、CH51、CH52、CH53、CH54、CH55、CH60、CH61、CH62、CH63、CH64)出现 5.0~6.0Hz 棘慢
　　波节律,并波及右侧中央区下部(电极点 CH29、CH30、CH31、CH32)。

图 4-10(续)　颅内电极脑电图发作期

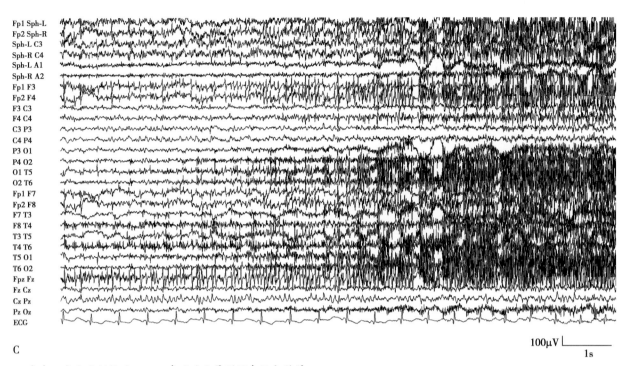

C

100μV

1s

C. 患者口角向左侧抽动。EEG表现为全导联混杂肌电伪差。

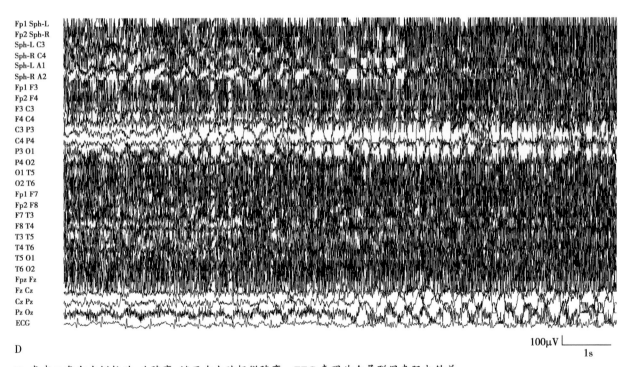

D

100μV

1s

D. 患者口角向左侧抽动，头阵挛，继而左上肢轻微阵挛。EEG表现为全导联混杂肌电伪差。

图4-17(续) 头皮电极脑电图发作期

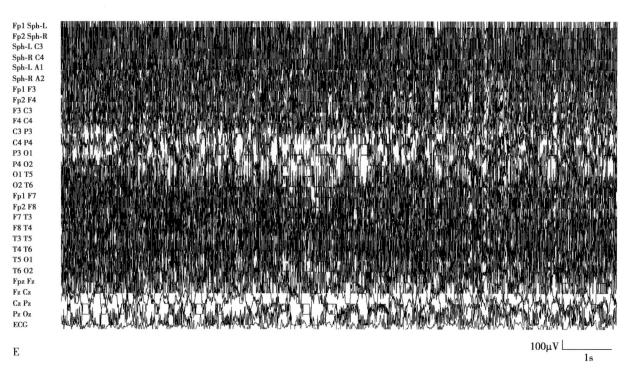

E

100μV
1s

E. 患者头及左上肢持续阵挛，继而右上肢阵挛略强直。EEG表现为全导联混杂肌电伪差。

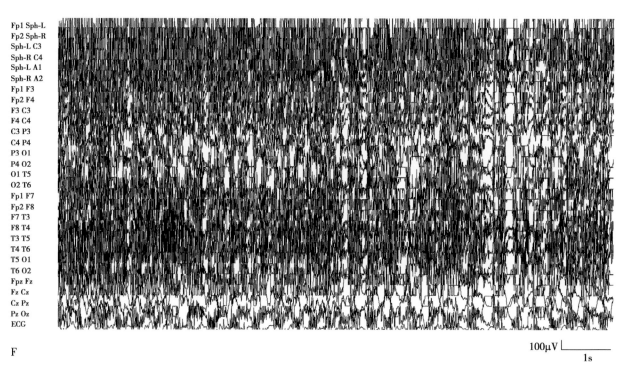

F

100μV
1s

F. 患者上半身持续阵挛，频率逐渐加快。EEG表现同图E。

图4-17(续)　头皮电极脑电图发作期

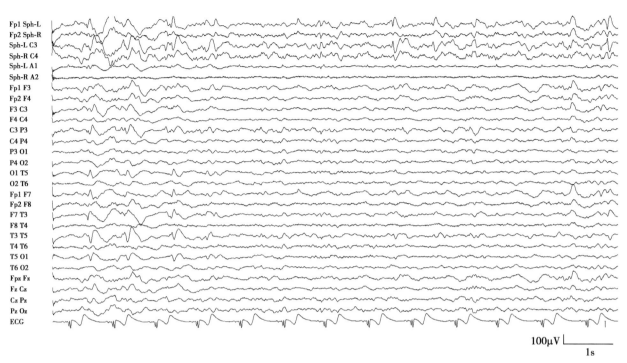

左侧颞区（T3、T5）、中央区（C3）、额区（Fp1、F3）、枕区（O1）导联尖慢波、尖波，左侧蝶骨电极导联（Sph-L）尖波。

图 4-21　头皮电极脑电图发作间期

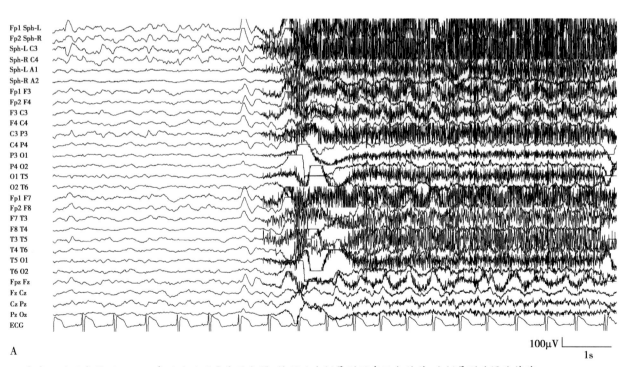

A

A. 患者从睡眠中转醒。EEG表现为睡眠Ⅰ期脑电图，转醒后左侧导联混杂肌电伪差，右侧导联为慢波节律。

图 4-22　头皮电极脑电图发作期

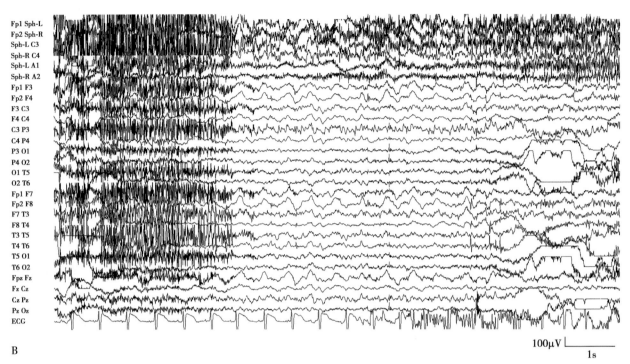

B

100μV
1s

B. 患者喊"爸爸",右手强直阵挛,继而左上肢上抬。EEG表现为双侧额区(Fp1-F3、Fp2-F4、Fp1-F7、Fp2-F8)导联慢波,左侧中央区(C3-P3)导联尖波、低幅快波节律。

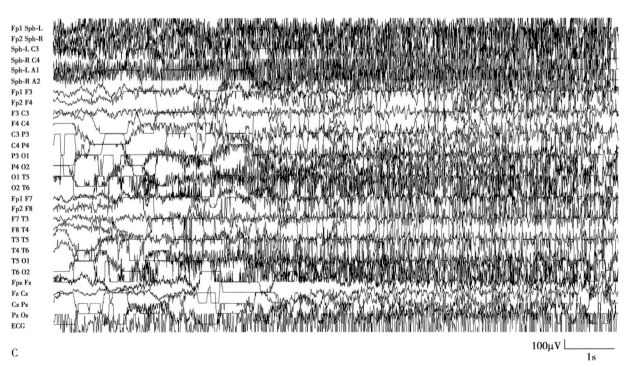

C

100μV
1s

C. 患者身体向右侧旋转,右侧肢体强直阵挛。EEG全导联可见混杂肌电伪差。

图 4-22(续)　头皮电极脑电图发作期

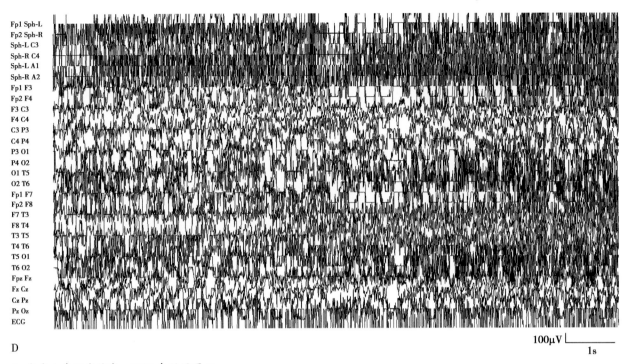

Fp1 Sph-L
Fp2 Sph-R
Sph-L C3
Sph-R C4
Sph-L A1
Sph-R A2
Fp1 F3
Fp2 F4
F3 C3
F4 C4
C3 P3
C4 P4
P3 O1
P4 O2
O1 T5
O2 T6
Fp1 F7
Fp2 F8
F7 T3
F8 T4
T3 T5
T4 T6
T5 O1
T6 O2
Fpz Fz
Fz Cz
Cz Pz
Pz Oz
ECG

100μV 1s

D

D. 患者全身强直阵挛。EEG 表现同图 C。

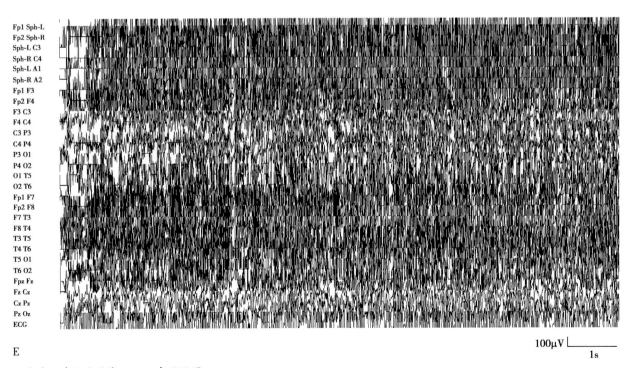

Fp1 Sph-L
Fp2 Sph-R
Sph-L C3
Sph-R C4
Sph-L A1
Sph-R A2
Fp1 F3
Fp2 F4
F3 C3
F4 C4
C3 P3
C4 P4
P3 O1
P4 O2
O1 T5
O2 T6
Fp1 F7
Fp2 F8
F7 T3
F8 T4
T3 T5
T4 T6
T5 O1
T6 O2
Fpz Fz
Fz Cz
Cz Pz
Pz Oz
ECG

100μV 1s

E

E. 患者全身强直阵挛。EEG 表现同图 C。

图 4-22（续）　头皮电极脑电图发作期

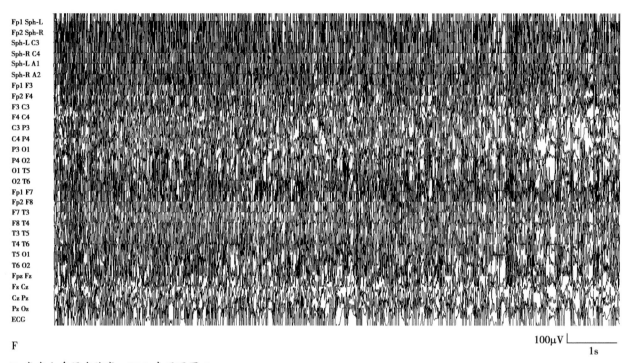

F

100μV
1s

F. 患者全身强直阵挛。EEG 表现同图 C。

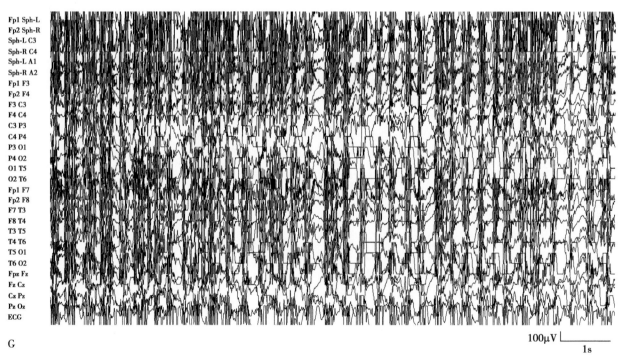

G

100μV
1s

G. 患者全身阵挛,频率逐渐减慢。EEG 表现为广泛性棘慢波、多棘慢波节律混杂肌电伪差。

图 4-22(续)　头皮电极脑电图发作期

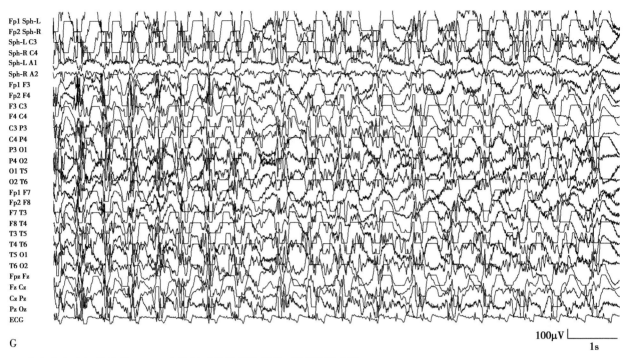

G

100μV
1s

G. 患者右上肢轻微阵挛。EEG 全导联可见棘慢波节律,频率逐渐减慢。

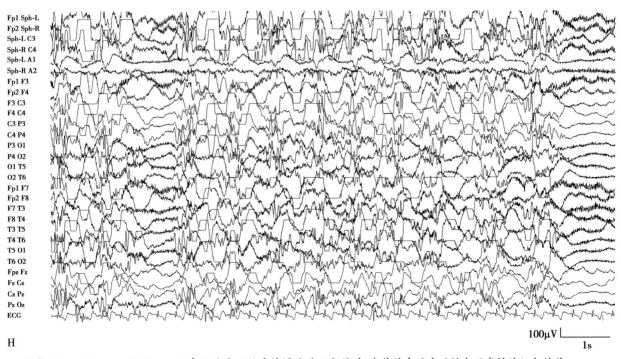

H

100μV
1s

H. 患者左上肢及双下肢抽动。EEG 表现为广泛性多棘慢波伴肌电伪差,发作结束后广泛性电压减低伴肌电伪差。

图 4-24(续)　头皮电极脑电图发作期

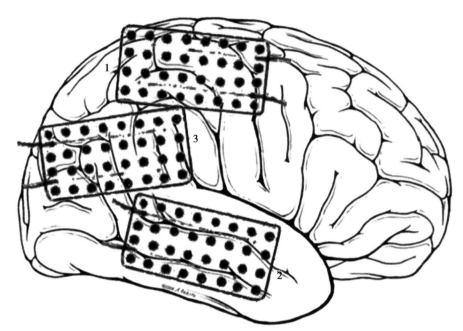

格栅电极 1 : 右侧额后区中央 32 点 ; 格栅电极 2 : 右侧颞中后 32 点 ; 格栅电极 3 : 右侧顶枕 32 点。

图 4-25　颅内电极排列

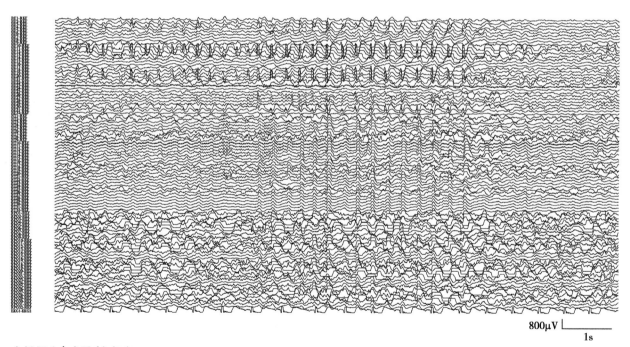

$800\mu V$ ⌐
1s

右侧额后中央区（电极点 CH2、CH3、CH9、CH10、CH11、CH12、CH17、CH18、CH19、CH20、CH26、CH27、CH28、CH30、CH31）尖慢波节律。

图 4-26　颅内电极脑电图发作间期

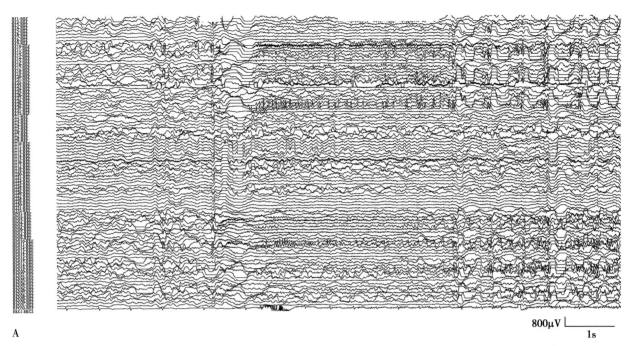

800μV

1s

A

A. 患者睡眠中突然双上肢上举、强直,继而双下肢强直。IEEG 表现为右侧顶枕区(电极点 CH67、CH68、CH75、CH76)、右侧额后中央区(电极点 CH9、CH10、CH11、CH12、CH13、CH14)低幅快节律,右侧额后中央区(电极点 CH29、CH30、CH31)低幅尖波节律。

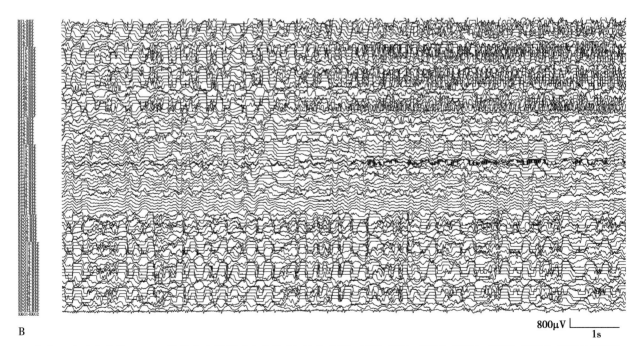

800μV

1s

B

B. 患者四肢强直阵挛。IEEG 表现为右侧额后中央区(电极点 CH2、CH3、CH4、CH10、CH11、CH12、CH13、CH14、CH18、CH19、CH20、CH21、CH22、CH30)棘波节律,右侧顶枕区(电极点 CH69、CH70、CH76、CH77、CH83、CH84、CH85、CH91、CH92、CH93)棘慢波节律。

图 4-27　颅内电极脑电图发作期

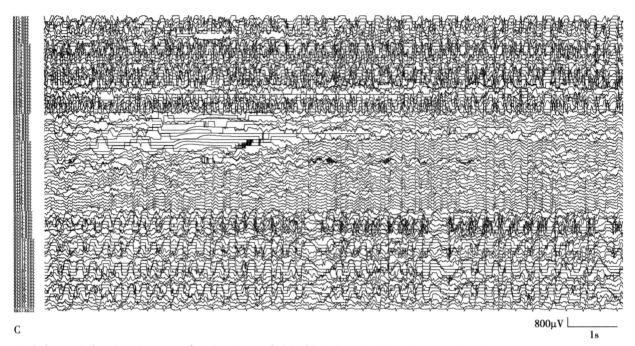

800μV └──┘
1s

C

C. 患者四肢阵挛逐渐停止。IEEG 表现为右侧额后中央区（电极点 CH2、CH3、CH4、CH10、CH11、CH12、CH13、CH14、CH18、CH19、CH20、CH21、CH22、CH30）棘波节律波幅逐渐增高，右侧顶枕区（电极点 CH69、CH70、CH76、CH77、CH83、CH84、CH85、CH91、CH92、CH93）棘慢波节律波幅逐渐增高。

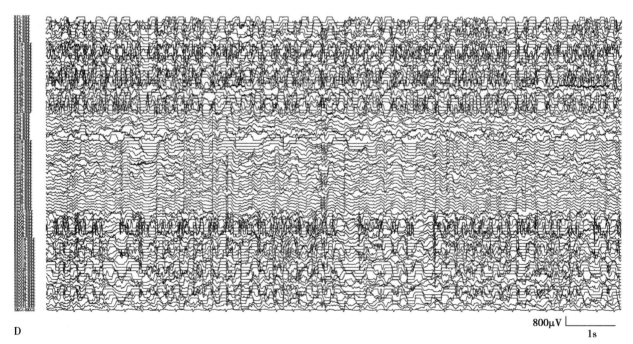

800μV └──┘
1s

D

D. 患者四肢阵挛，口中发声。IEEG 表现为右侧额后中央区（电极点 CH2、CH3、CH4、CH10、CH11、CH12、CH13、CH14、CH18、CH19、CH20、CH21、CH22、CH30）棘波节律，右侧顶枕区（电极点 CH69、CH70、CH76、CH77、CH83、CH84、CH85、CH91、CH92、CH93）棘慢波节律。

图 4-27（续）　颅内电极脑电图发作期

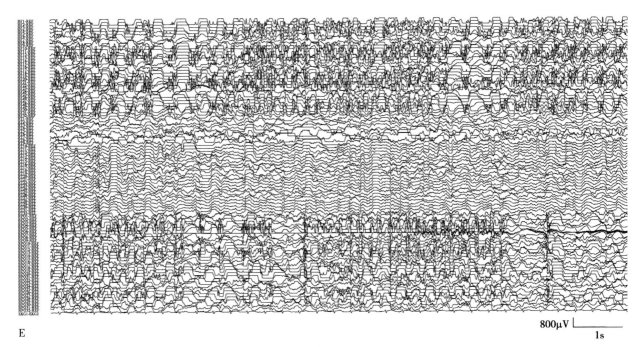

800μV

1s

E

E. 患者四肢阵挛,口中发声。IEEG 表现为右侧额后中央区(电极点 CH2、CH3、CH4、CH10、CH11、CH12、CH13、CH14、CH18、CH19、CH20、CH21、CH22、CH30)、右侧顶枕区(电极点 CH69、CH70、CH76、CH77、CH83、CH84、CH85、CH91、CH92、CH93)棘慢波节律。

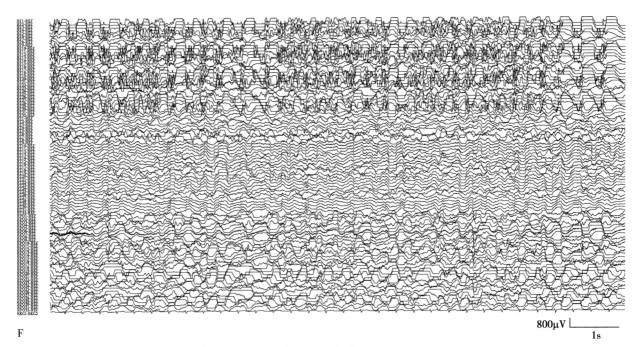

800μV

1s

F

F. 患者双上肢阵挛逐渐停止。IEEG 表现为右侧额后中央区(电极点 CH2、CH3、CH4、CH10、CH11、CH12、CH13、CH14、CH18、CH19、CH20、CH21、CH22、CH30)棘慢波节律,其余导联出现慢波节律。

图 4-27(续) 颅内电极脑电图发作期

【病例点评】

1. 病例特点

（1）发作特点：①左侧肢体强直阵挛，继发全身强直阵挛发作；发病早期表现为持续时间较短的左侧上肢不自主抽动。②有先兆，但描述不清。③4 岁时头部外伤史，一天发作数次，每天发作 3~5 次，夜间发作较多。

（2）影像学特点：MRI 示右中央顶区软化灶。

（3）脑电图特点：EEG 在睡眠时可见双侧额区、中央区、顶区、右侧颞区、中线导联尖慢波，以右侧为著；发作期可见全导联棘慢波，继而全导联低幅快波节律，以右侧额后区为著。

2. 诊疗策略和随访结果　患者发作症状刻板，左侧肢体强直阵挛继发全身阵挛发作，MRI 提示右侧中央顶区软化灶，病灶和发作症状不矛盾，结合发作间期和发作期 EEG 所示，在右侧额后区、顶区、颞区、顶枕区埋置颅内电极。发作期 IEEG 表现为右侧顶区起始，并迅速波及右侧额区。手术切除右侧部分顶下小叶和顶上小叶。术后随访 1 年，发作消失。患者 MRI 所示病灶和 IEEG 发作起始区域明确，手术充分切除病灶和癫痫灶，因此患者术后效果较好。

（徐翠萍　张守文　黄朝阳）

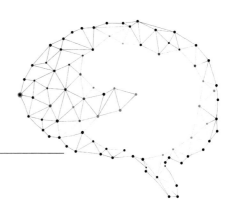

第五章

枕叶癫痫病例

第一节　枕叶癫痫相关知识点

一、枕叶解剖

枕叶位于大脑半球后端，形似三角形，钝圆的尖端为枕极。在大脑皮质的内侧面，顶叶与枕叶的分界为顶枕沟；在胼胝体后缘的后下方，可见到由前水平走向枕极的距状裂，距状裂将枕叶分为背侧的楔叶和腹侧的舌回。根据 Brodmann 分区，枕叶包括第 17、18 和 19 区。枕叶通过许多神经束与其他脑区联系，包括上纵束在岛叶上方走行，下纵束在枕、颞叶的外侧面和腹侧面之间浅行，枕额上束位于半球深部，为胼胝体、内囊、尾状核尾和侧脑室所包绕，枕额下束位于岛叶和尾状核下方的颞叶根部，连接额叶和顶枕叶皮质的底面，这些纤维束为枕叶与额叶、颞叶、顶叶皮质之间提供了快速联系的通道。因此枕叶起始的发作很容易扩布至同侧额叶、颞叶、顶叶，甚至对侧脑叶，因此，枕叶癫痫的扩布特点，是与枕叶的解剖结构和生理功能密切相关的。

二、临床表现

枕叶癫痫发作的主要临床表现为各种视觉症状，包括简单视幻觉、复杂视幻觉、视觉丧失和视错觉等。简单视幻觉是指数量不等、大小不同的黑白或彩色的圆点或圆圈从一侧视野移动到另一侧；复杂视幻觉如看到实际并不存在的人物、动物、物体或场景等；视觉丧失为一过性部分或完全视觉丧失；视错觉是指对看到的东西出现了误解，如视物变大、变小、变远、变近或变形等。基本的视觉现象，如闪光、黑矇等很可能源于枕叶视皮质；更复杂的视幻觉可能源于枕叶外侧皮质。其他常见的枕叶发作症状包括发作性快速眨眼、眼睑痉挛、双眼凝视及视像残留等。

如果患者无法表现出先兆症状时，症状学的定位将陷入困境。发作可以经侧裂上扩布，出现局部运动症状，形成类似额叶类型的发作；也可以经侧裂下传播，出现自动症，提示向颞叶内侧的扩散，而这些自动症并无特异性，类似于常见精神运动性发作的一部分。甚至在有些患者的多次癫痫发作中，既表现有经侧裂上的扩散，也表现有经侧裂下的传播。

儿童期的枕叶癫痫，甚至可以表现出消化道症状，如发作性腹痛或呕吐等，此类患者通常药物治疗效果良好，不需要考虑手术治疗，应该注意鉴别。

三、脑电图特点

枕叶癫痫发作间期可见一侧或双侧枕区棘/尖波、棘/尖慢波发放，常可扩散至同侧颞后区或顶区，有时以颞后区波幅最高，或仅出现颞叶棘波、棘慢波，双侧颞区独立或同步发放。发作期多表现为一侧枕区或颞后区起源的 10~20Hz 低波幅快波节律或棘波节律，很快扩散至同侧顶区，波幅逐渐增高并向对侧后头部或同侧前头部扩散。

第二节　枕叶癫痫病例

■ 病例 5-1　枕叶癫痫病例 1

【病历摘要】

患者男性,12 岁。

1. 现病史　患者生后 6 个月时父母发现其有点头,双眼向下注视表现,持续数秒后可好转,未行治疗,后未再发作。7 年前(5 岁时)无明显诱因出现发作性意识丧失,四肢抽搐(具体形式不详),伴有小便失禁,双眼上吊,持续约 2 小时,送医院抢救后好转。给予口服苯巴比妥,仍有发作,数月一次。5 年前(7 岁时),因发热、皮疹,发作次数增多,发作形式同前。将口服药换为丙戊酸钠、苯妥英钠,发作频率有所减少。后来自行停用苯妥英钠,发作次数增多,大多数发作表现为意识丧失,双上肢抬举,下肢伸直,四肢僵硬,抽动数分钟后好转,严重时持续数小时。发作结束后,感觉左侧肢体无力,持续数小时后好转。有时仅表现为活动过程中愣神,无肢体抽搐,持续数秒即缓解。大多数发作前自述眼前看到红色或者"两眼前发黑",无心慌、胃气上升、头晕等。发作过程中及后期无自动症表现。目前口服奥卡西平,每次 450mg,每天 2 次;丙戊酸钠,每次 100mg,每天 2 次,但仍有发作,一周数次。

2. 既往史　患者系过期产、顺产,生后有缺氧病史。运动、语言、智力发育正常。

3. 个人史和家族史　无特殊。

4. 查体　血压 110/60mmHg。神清语利。视力检查:左眼 0.5,右眼 0.4。视野检查(患者配合度差,可信度低):左眼鼻下方视野缺损,右眼旁中心暗点。感觉、运动、生理、病理反射检查未见异常。

5. 影像学检查

(1) MRI 未见明确异常改变。

(2) MRS 提示左侧海马体部水平 NAA 浓度(NAA/Cr:1.09)较右侧相应部位(NAA/Cr:1.25)略低。左侧海马体部水平 CHO 浓度(CHo/Cr:1.23)较右侧相应部位(CHO /Cr:1.36)略低。

6. 脑电图检查　详见图 5-1~ 图 5-5。

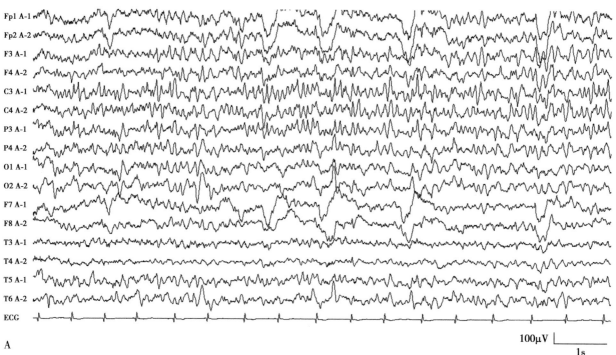

A. 基本节律 8Hz,枕区 α 波形成不良,各导联混有稍多中、高幅 5.0~6.0Hz 慢波。在右侧颞后区(T6)、枕区(O2)导联可见散在高幅尖波。

图 5-1　头皮电极脑电图发作间期

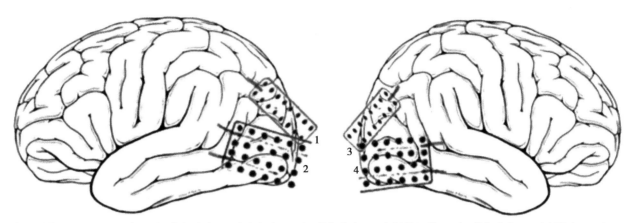

格栅电极1:左侧枕纵裂16点;格栅电极2:左侧枕极24点;格栅电极3:右侧枕纵裂16点;格栅电极4:右侧枕极24点。

图5-3 颅内电极排列

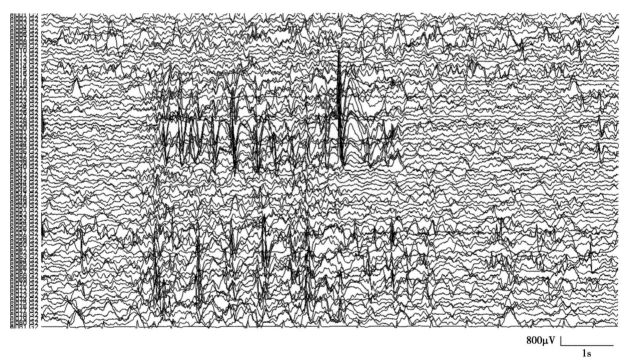

800μV

1s

双侧枕区(电极点el023、el024、el025、el026、el029、el030、el031、el032、el035、el036、el037、el038、el057、el058、el059、el060、el063、el064、el065、el066、el069、el070、el071、el072、el075、el076、el077、el078)可见阵发性高幅棘慢波节律,以左侧(电极点el023、el024、el025、el026、el029、el030、el031、el032、el035、el036、el037、el038)为著。

图5-4 颅内电极脑电图发作间期

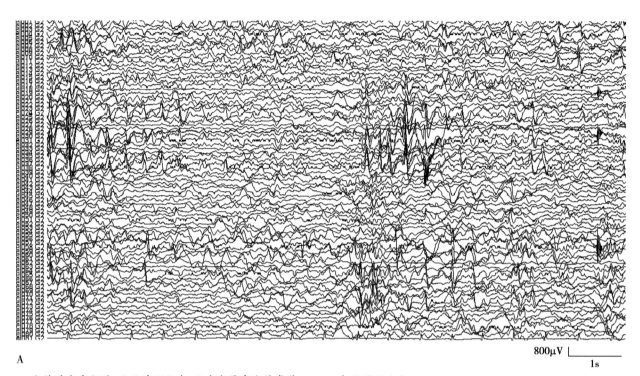

800μV
1s

A

A. 发作前患者仰卧,处于清醒状态,示意家属有发作感觉。IEEG 未见明显改变。

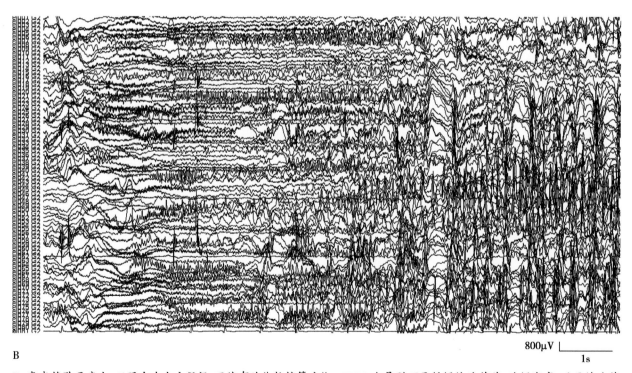

800μV
1s

B

B. 患者静卧于床上,双眼向左上方凝视,不伴有肢体抽搐等症状。IEEG 全导联可见低幅快波节律,波幅渐高,后呈棘波节律,左侧枕区(电极点 el017、el018、el019、el020、el023、el024、el025、el029、el030、el031)异常放电出现较早,亦最显著。

图 5-5　颅内电极脑电图发作期

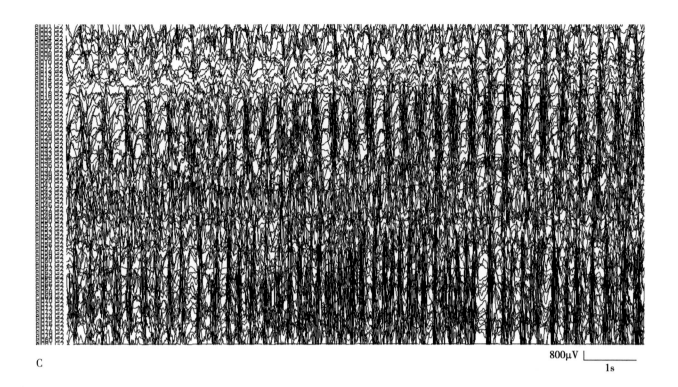

C

800μV
1s

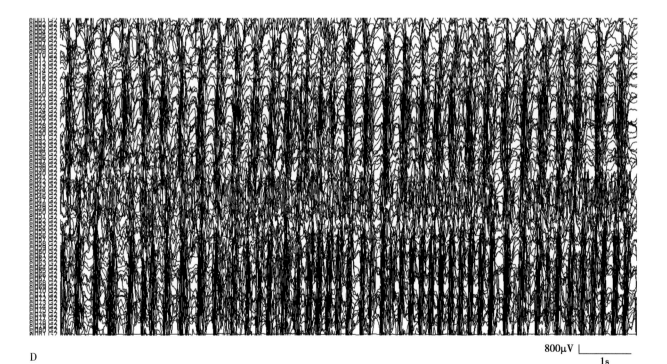

D

800μV
1s

C、D. 发作过程中全导联可见极高幅棘慢波、多棘慢波节律,持续约40秒。

图5-5(续) 颅内电极脑电图发作期

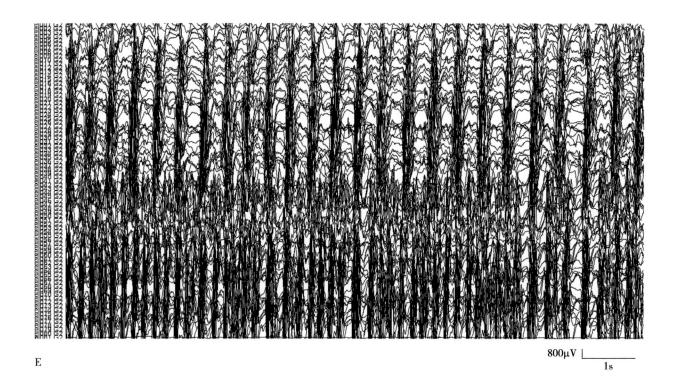

E

800μV

1s

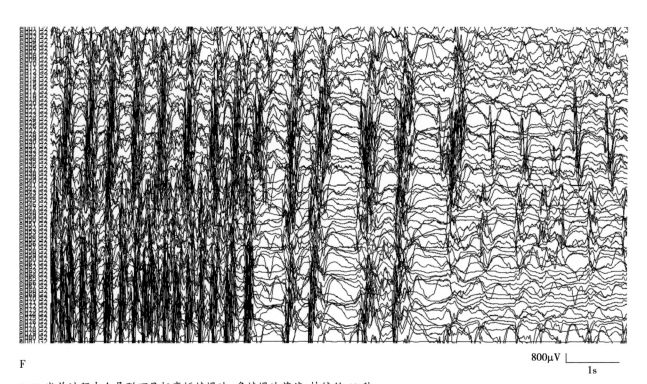

F

800μV

1s

E、F. 发作过程中全导联可见极高幅棘慢波、多棘慢波节律,持续约 40 秒。

图 5-5(续)　颅内电极脑电图发作期

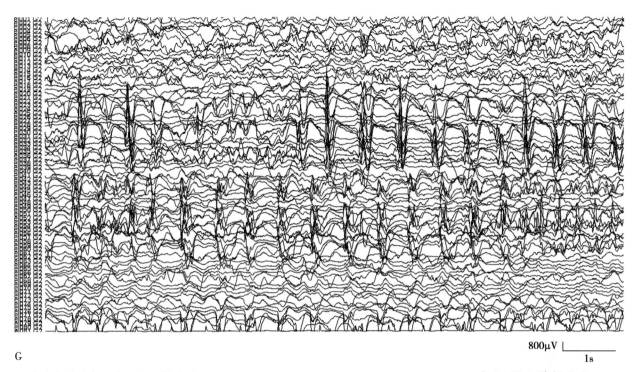

800μV ⌐
1s

G

G. 患者发作结束。左侧枕区（电极点 el023、el024、el025、el029、el030、el031、el035、el036、el037）、右侧枕纵裂（电极点 el043、el044、el045、el052、el053、el054、el055）可见棘慢波节律。

图 5-5（续）　颅内电极脑电图发作期

【病例点评】

头皮发作间期和发作期脑电图均提示右侧异常更明显；颅内电极发作期起始部位以左侧为著，头皮脑电图会给人以假象。患者初步诊断为枕叶癫痫，不能明确确定侧别，但头皮 EEG 的发作间期和发作期表现均显示右侧异常放电更显著。对称埋置双侧枕区颅内皮质电极，在发作起始期可以发现左右侧爆发性节律性活动存在细微差别：左侧爆发性电活动早于右侧约 200 毫秒出现，由此可以判断左侧枕叶为癫痫灶。手术切除左侧枕区皮质，右侧枕区局灶切除 1.5cm×1.5cm，术后 1 年时出现发作，调整抗癫痫药物后无发作。本例患者如果不借助颅内电极，很难分辨侧别，很可能判断错误。

■ 病例 5-2　枕叶癫痫病例 2

【病历摘要】

患者男性，17 岁。

1. **主诉**　发作性头向右转，伴意识丧失、四肢抽搐 3 年余。

2. **现病史**　患者于 3 年前在上学过程中无明显诱因出现头向右转，双眼向右侧凝视，口角右偏，继之出现意识丧失，四肢抽搐，伴尿失禁、舌咬伤，无口吐白沫，持续约 2 分钟后抽搐停止，进入意识模糊状态，同时伴有双手不自主的摸索，解扣，甚至游走，持续 2~3 分钟后完全清醒。发作前无明显先兆。上述症状反复发作，有时仅表现为头向右转、口角右偏，呼之不应，持续约 1 分钟后缓解。1 个月发作 4~5 次不等。白天发作多于夜间发作。曾就诊于当地医院，给予中药治疗，未见好转。2 年前行伽玛刀治疗，并用卡马西平（每次 100mg，每天 2 次）治疗，症状进一步加重，每个月发作 10 余次。5 个月前在某医院调药，给予卡马西平，每次 600mg，每天 2 次；拉莫三嗪，100mg，每天 2 次；丙戊酸钠，每次 400mg，每天 2 次，但未见明显好转。

3. **查体**　神情语利，近期记忆力、计算力减退；脑神经检查(-)，四肢肌力、肌张力正常。病理征未引出。

4. **影像学检查**

（1）MRI 示右颞前灰白质界限不清，局部信号增高。

（2）SPECT 示右侧额颞顶、颞叶内侧、枕叶皮质及基底节血流减低，左侧额叶皮质近中线局部血流减低。

（3）MRS 示右侧海马体部水平 NAA 浓度较左侧相应部位减低；右侧海马体部水平 ChO 浓度较左侧相应部位增高。

5. 脑电图检查　详见图 5-6~ 图 5-10。

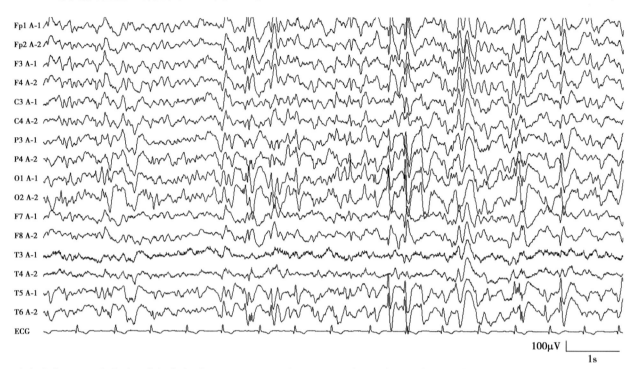

基本节律 9.0Hz，各导联混有较多中、高幅 4.0~5.0Hz 慢波，双侧顶区（P3、P4）、枕区（O1、O2）、颞后区（T5、T6）导联较多高幅棘慢波发放，有时呈 2.0~3.0Hz 节律出现，波及双侧前头部。

图 5-6　头皮电极脑电图发作间期

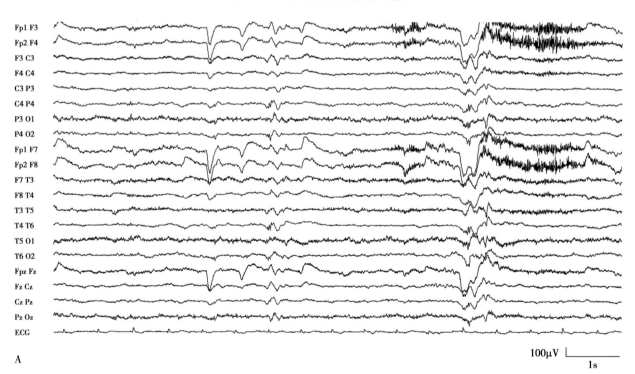

A

A. 发作前，患者坐于床上与家人说话。EEG 为清醒睁眼时脑电图表现，α 波抑制，双侧额区（Fp1 F3、Fp2 F4、Fp1 F7、Fp2 F8、Fpz Fz）导联可见眨眼致眼睑运动伪差。

图 5-7　头皮电极脑电图发作期

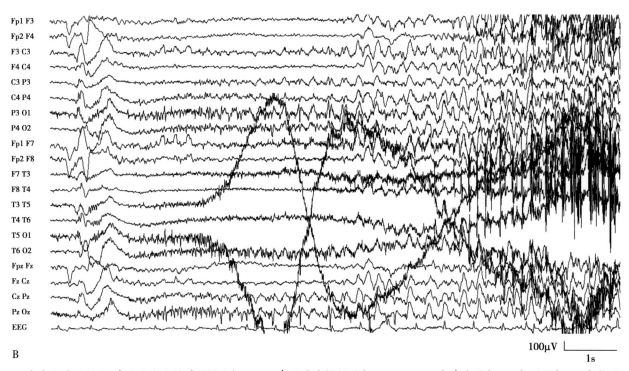

100μV
1s

B

B. 患者发作时低头,身体略向右转并缓慢后仰。EEG表现为左侧额区(Fp1 F3、Fp1 F7)、中央区(F3 C3)、顶区(C3 P3)、枕区(P3 O1)及顶枕中线(Cz Pz、Pz Oz)导联可见快波及棘波节律,约2秒后同部位导联出现中幅4.0~5.0Hz慢波节律,以左侧后头部导联为著,逐渐波及同侧及对侧其他各导联。左侧中颞区导联可见电极晃动伪差,双侧额颞区导联较多肌电伪差。

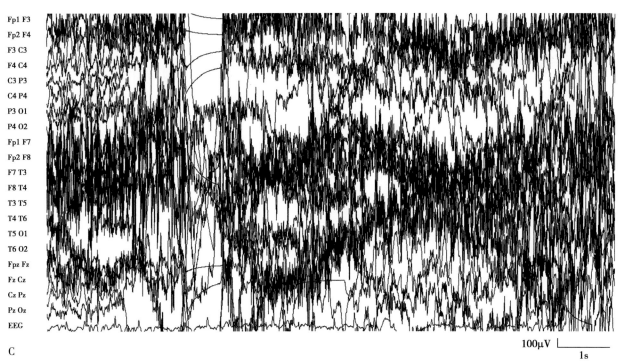

100μV
1s

C

C. 患者仰卧位,头向右转,双眼右视,右侧肢体屈曲,头部及身体开始轻微晃动,呼之不应。EEG全导联可见肌电伪差及电极晃动伪差。

图5-7(续) 头皮电极脑电图发作期

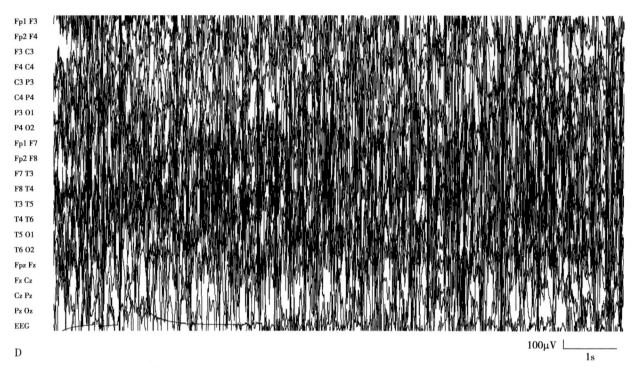

D

100μV

1s

D. 患者四肢屈曲阵挛,约5秒后四肢伸直,呈强直阵挛发作。EEG表现同图C。

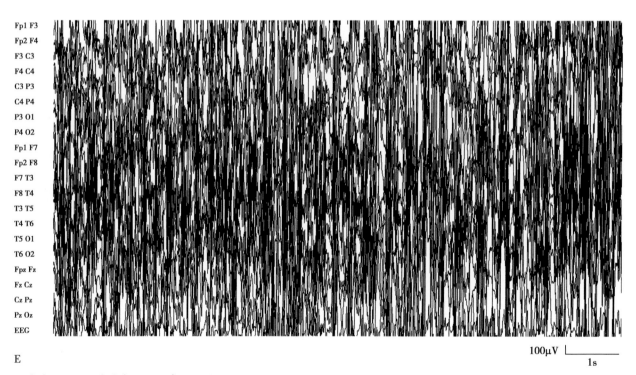

E

100μV

1s

E. 患者仍四肢强直阵挛。EEG表现同图C。

图5-7(续) 头皮电极脑电图发作期

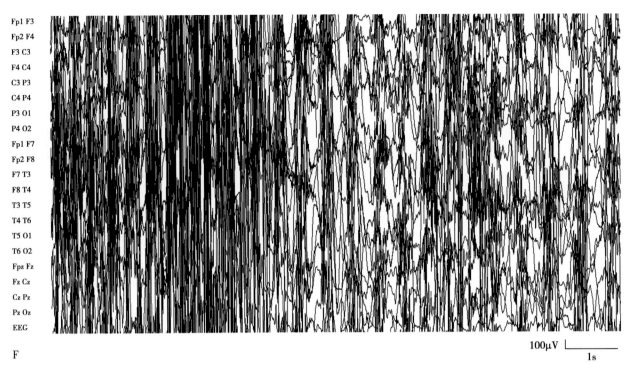

F

100μV
1s

F. 患者阵挛频率逐渐减慢。EEG 可见大量肌电伪差。

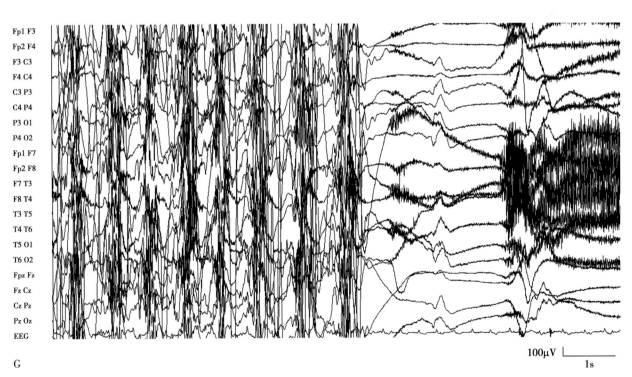

G

100μV
1s

G. 患者发作结束,阵挛停止。发作结束后 EEG 全导联波幅低平。

图 5-7(续)　头皮电极脑电图发作期

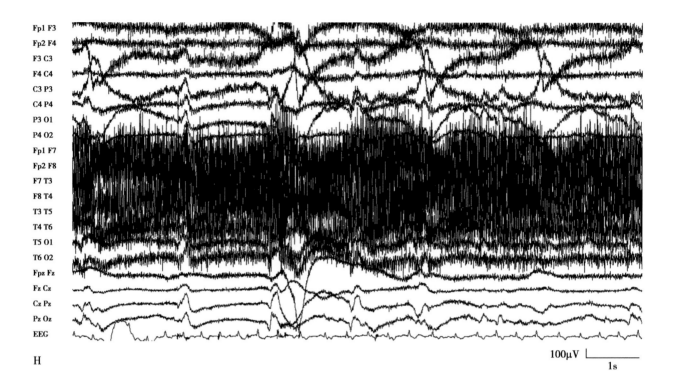

H

100μV 1s

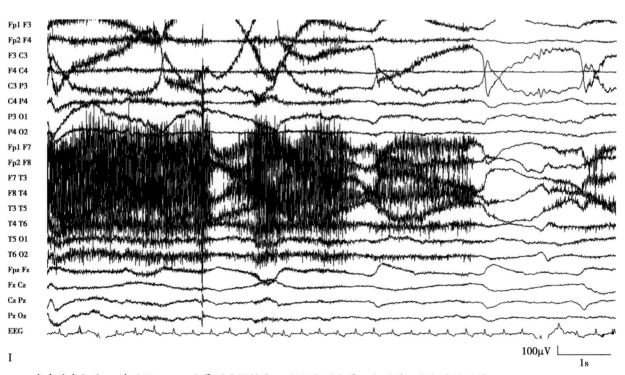

I

100μV 1s

H、I. 患者喘息粗重，口中流涎。EEG 全导联波幅低平，双侧额颞区大量肌电伪差及电极晃动伪差。

图 5-7（续）　头皮电极脑电图发作期

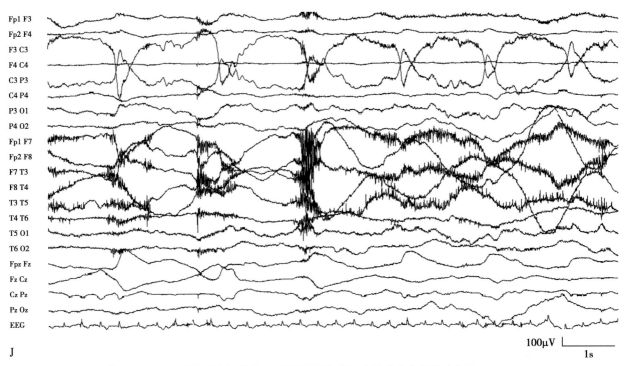

J.

J. 患者喘息粗重，口中流涎。EEG 全导联波幅低平，双侧额颞区大量肌电伪差及电极晃动伪差。

图 5-7（续）　头皮电极脑电图发作期

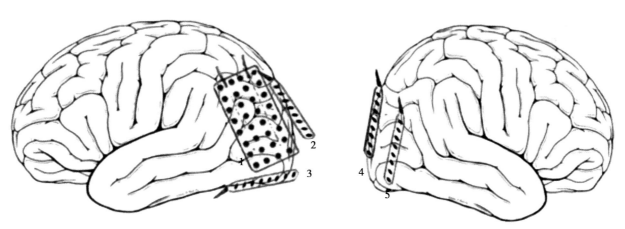

格栅电极 1：左侧枕外侧面 32 点；条状电极 2：左侧后纵裂 8 点；条状电极 3：左侧枕极 8 点；条状电极 4：右侧后纵裂 8 点；条状电极 5：右侧枕外侧面 8 点。

图 5-8　颅内电极排列

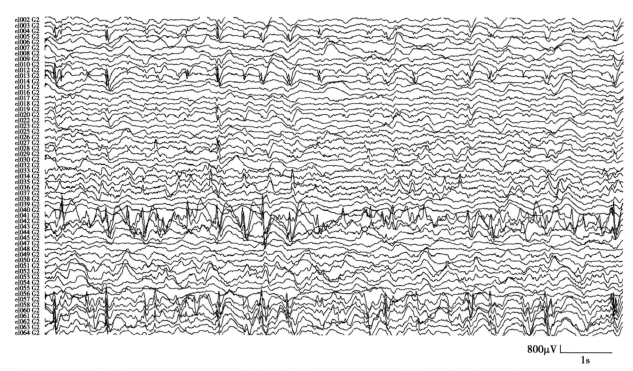

左侧枕外侧面（电极点 el004、el005、el012、el013）、枕区（电极点 el041、el042、el043）持续性高幅棘慢波节律，以左侧枕极为著，波及右侧枕外侧面（电极点 el057、el058、el060、el061、el062）。

图 5-9　颅内电极脑电图发作间期

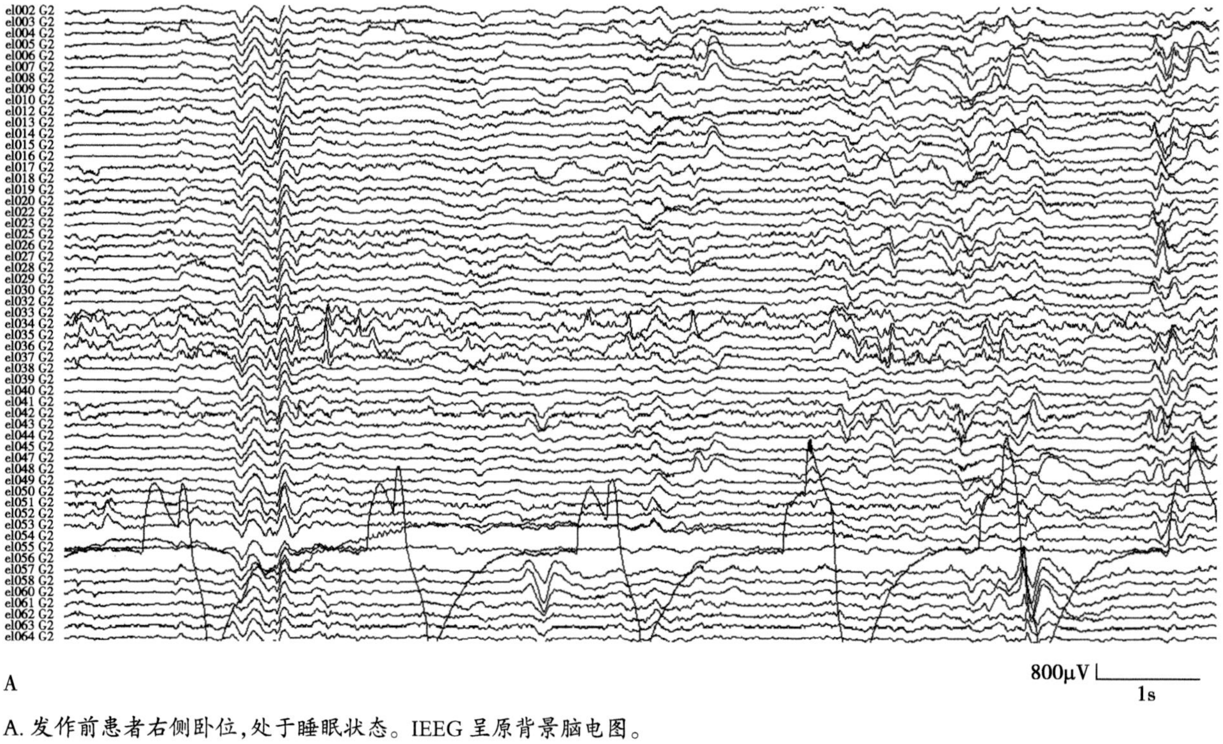

A

A. 发作前患者右侧卧位，处于睡眠状态。IEEG 呈原背景脑电图。

图 5-10　颅内电极脑电图发作期

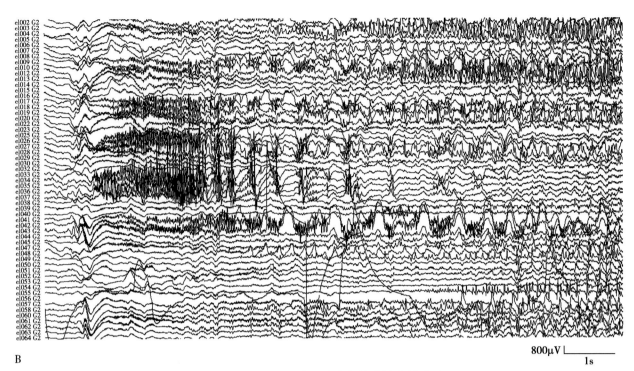

800μV

1s

B

B. 发作时患者右上肢屈曲伴阵挛,头轻微向左转。IEEG 表现为左侧枕外侧面(电极点 el002、el003、el004、el009、el010、el012、el013、el017、el018、el019、el020、el025、el026、el027、el028)、左枕纵裂(电极点 el033、el034、el035、el036)、左侧枕区(电极点 el041、el042、el043)可见低幅快波节律,3 秒后变为棘波节律、多棘慢波节律;6 秒后上述区域呈棘波节律。

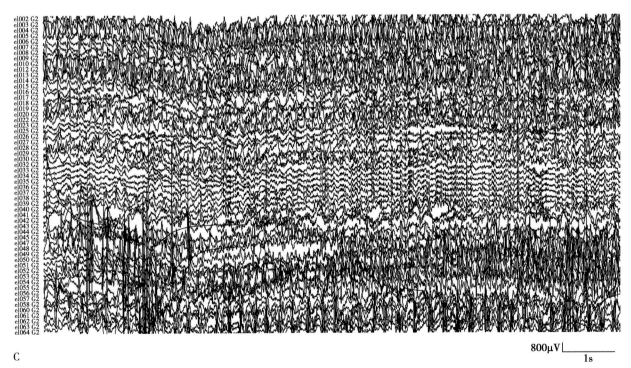

800μV

1s

C

C. 患者头向左后仰,左上肢及右下肢缓慢屈曲,双上肢强直,轻微阵挛,喉中发"啊"声。IEEG 全导联可见极高幅棘波节律。

图 5-10(续)　颅内电极脑电图发作期

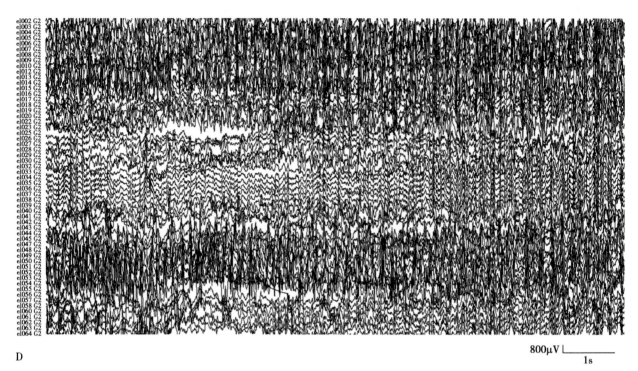

800μV ⌐
　　　1s

D

D. 患者四肢强直阵挛。IEEG 表现同图 C。

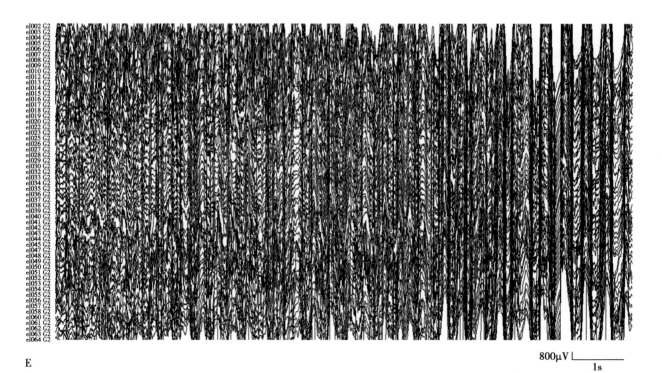

800μV ⌐
　　　1s

E

E. 患者四肢强直阵挛。IEEG 表现同图 C。

图 5-10(续)　颅内电极脑电图发作期

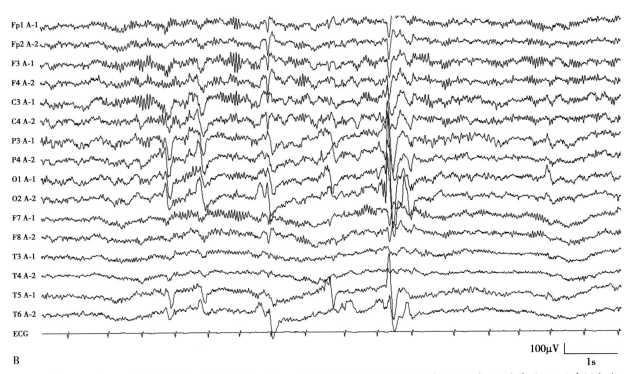

B. EEG表现为Ⅱ期睡眠背景脑电图,双侧锤波基本对称,双侧顶区(P3、P4)、枕区(O1、O2)、颞后区(T5、T6)导联仍可见高幅尖波、尖慢波。

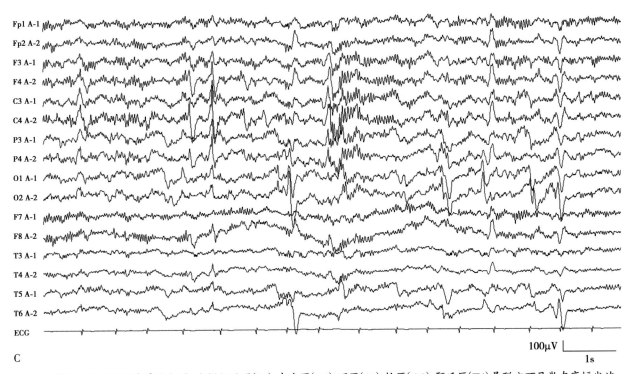

C. EEG表现为Ⅱ期睡眠背景脑电图,右侧额后区(F4)、中央区(C4)、顶区(P4)、枕区(O2)、颞后区(T6)导联亦可见散在高幅尖波。

图5-11(续)　头皮电极脑电图发作间期

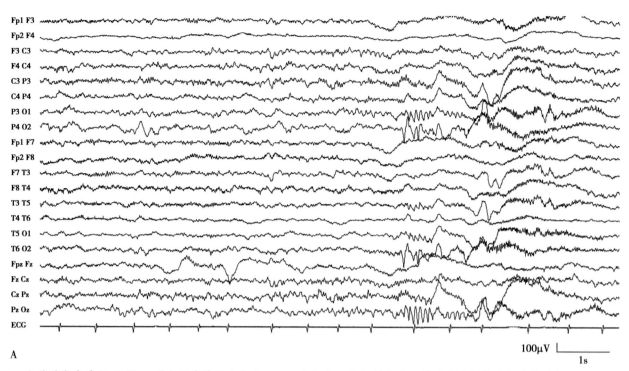

A

100μV |___
　　　1s

A. 发作前患者清醒、仰卧,双手相握高举于头上方。EEG为睁眼α波抑制表现,8秒后在右侧枕区相关导联(P4 O2、T6
　　O2、Pz Oz)可见中高幅尖波、尖波节律,随后全导联出现低幅快波节律。

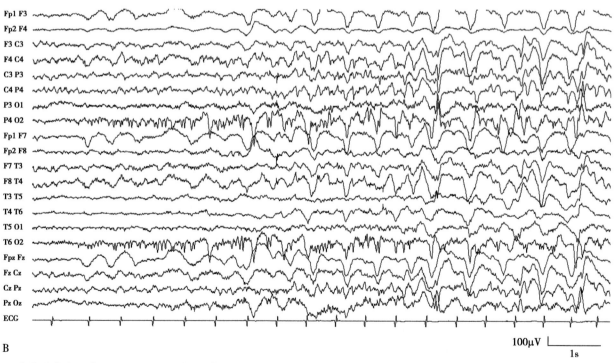

B

100μV |___
　　　1s

B. 发作时患者双手缓慢放下置于额部,快速眨眼,双眼左视,问话不答。EEG表现为右侧枕区相关导联(P4 O2、T6 O2)低
　　幅快波节律波幅逐渐增高,形成低中幅棘波节律,3秒后其波幅继续增高、频率渐慢变为10.0~11.0Hz节律性棘波,并波
　　及右侧中央顶区(F4 C4、C4 P4)导联,4秒后频率渐慢,呈2.0~3.0Hz尖慢波;左侧额区相关导联(Fp1 F3、Fp1 F7、Fpz Fz)
　　可见眼动伪差。

图 5-12　头皮电极脑电图发作期

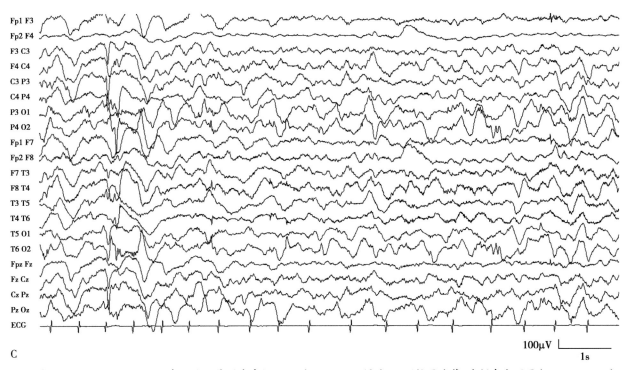

C

C. 患者右下肢轻微晃动。EEG 表现为全导联中高幅不规则 2.0~3.0Hz 慢波,以顶枕区为著;左侧中央顶区(F3 C3、C3 P3)、
　　颞中区(T3 T5)及右侧枕区(P4 O2、T6 O2)导联可见散在中高幅尖波。

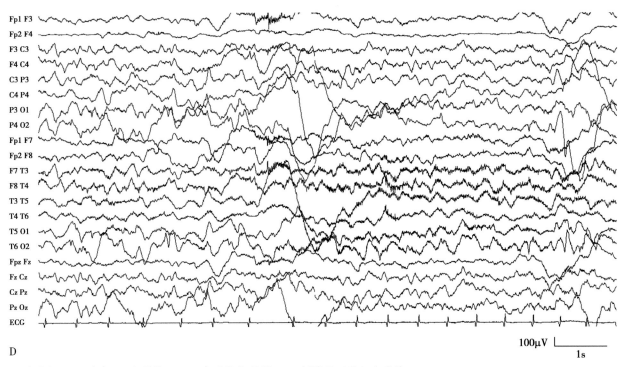

D

D. 患者抬头,欲坐起,目光茫然。EEG 表现基本同图 C,双侧颞区可见肌电伪差。

图 5-12(续)　头皮电极脑电图发作期

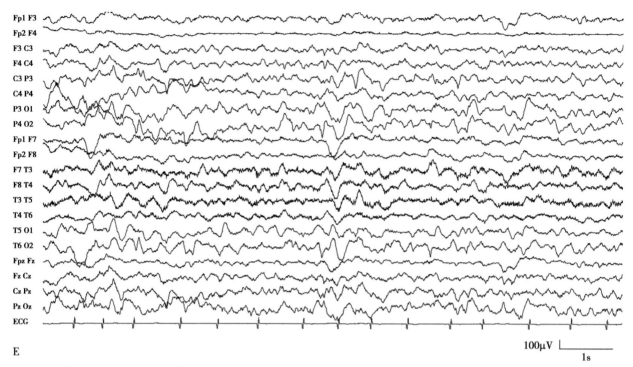

E

100μV ⌐
　　　　1s

E. 患者仰卧，问话无反应。EEG 表现为双侧各导联不规则 3.0~4.0Hz 慢波。

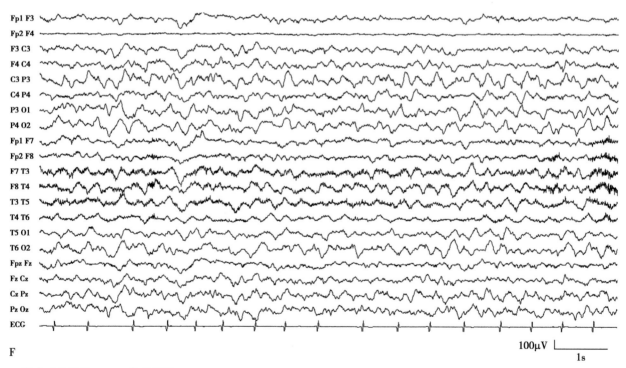

F

100μV ⌐
　　　　1s

F. 患者症状同前。EEG 表现同图 E。

图 5-12(续)　头皮电极脑电图发作期

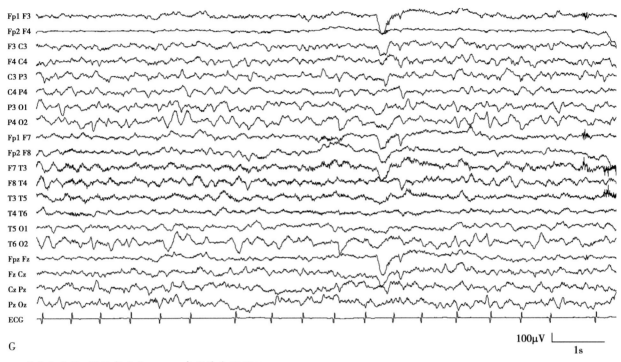

G

G. 患者仍仰卧,问话有反应。EEG 表现基本同图 E。

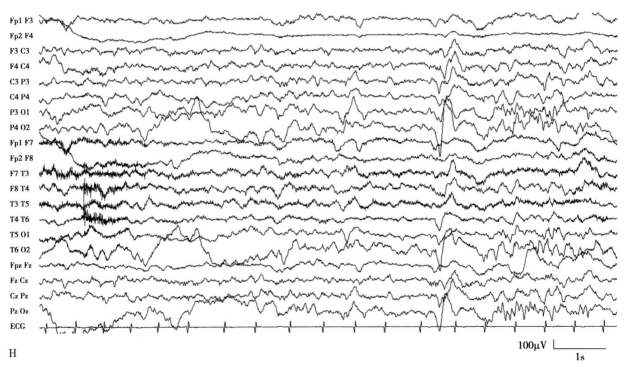

H

H. 患者发作结束。EEG 渐恢复至背景脑电图。

图 5-12(续)　头皮电极脑电图发作期

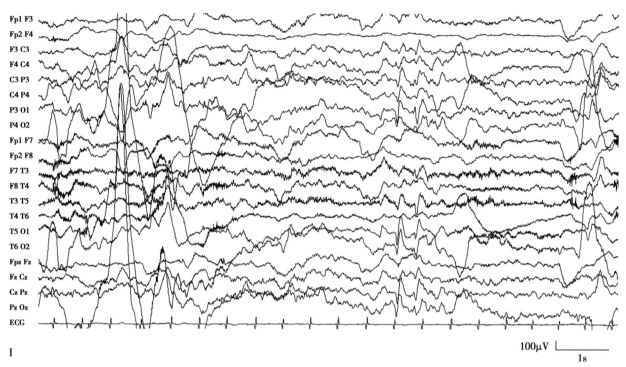

I

100μV
1s

I. 患者发作结束。EEG 渐恢复至背景脑电图。

图 5-12（续）　头皮电极脑电图发作期

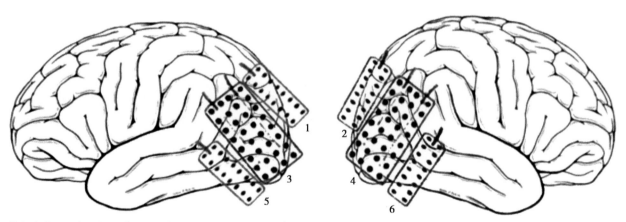

格栅电极 1：左侧枕纵裂 16 点；格栅电极 2：右侧枕纵裂 16 点；格栅电极 3：左侧枕外侧面 32 点；格栅电极 4：右侧枕外侧面 32 点；格栅电极 5：左侧枕底 16 点；格栅电极 6：右侧枕底 16 点。

图 5-13　颅内电极排列

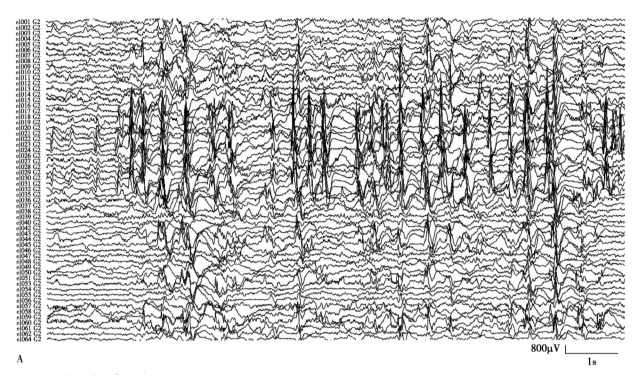

A

A. IEEG 前 64 导联表现。

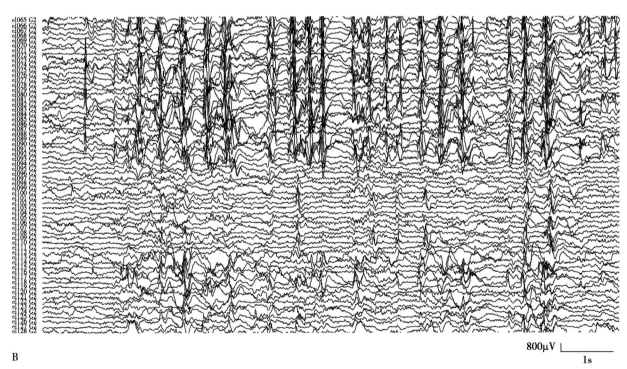

B

B. IEEG 后 64 导联表现。右侧枕区（电极点 el019、el020、el021、el022、el023、el028、el029、el030、el031、el066、el067、el068、el069、el073、el074、el075、el076、el077、el078、el081、el082、el083、el084、el085、el089、el090、el091、el092、el093、el113、el114、el115、el116、el117、el118、el119、el125、el126、el127）可见爆发高幅棘慢、多棘慢波节律，以右侧枕纵裂（电极点 el019、el020、el021、el022、el023、el028、el029、el030、el031）为著。

图 5-14　颅内电极脑电图发作间期

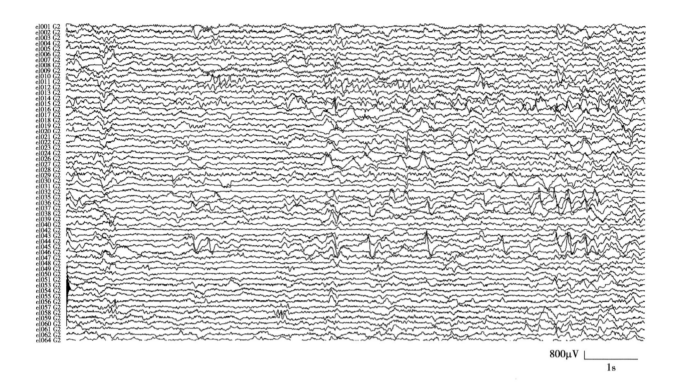

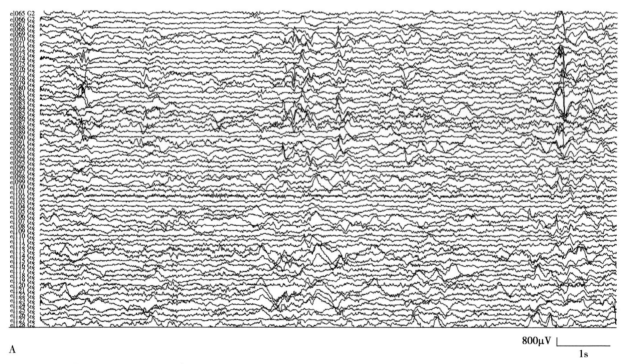

A

A. 发作前患者仰卧,双下肢屈曲,清醒状态。上图为前 64 导联,下图为后 64 导联。IEEG 表现为发作前右侧枕区(电极点 el077、el078、el079、el086、el087)可见低幅快波节律。

图 5-15　颅内电极脑电图发作期

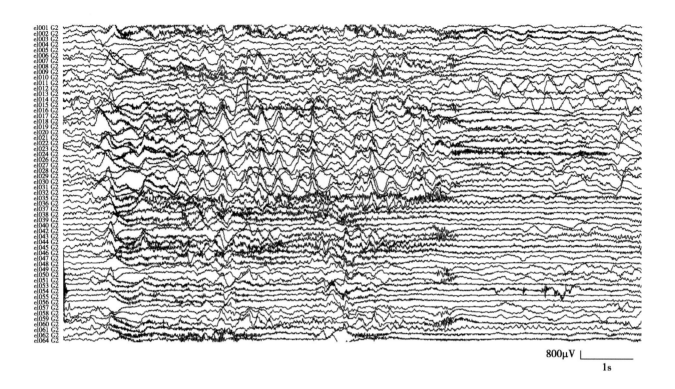

800μV
1s

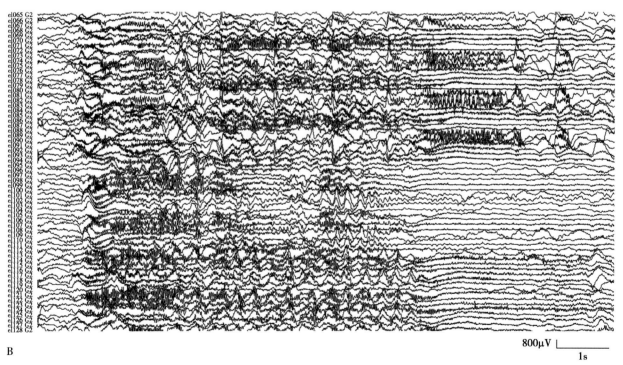

B

800μV
1s

B. 发作时,患者频繁眨眼,双眼左右扫视,双下肢向右倾斜。上图为前64导联,下图为后64导联。发作起始区低幅快波节律扩散至全导联(右侧略早)。

图 5-15(续)　颅内电极脑电图发作期

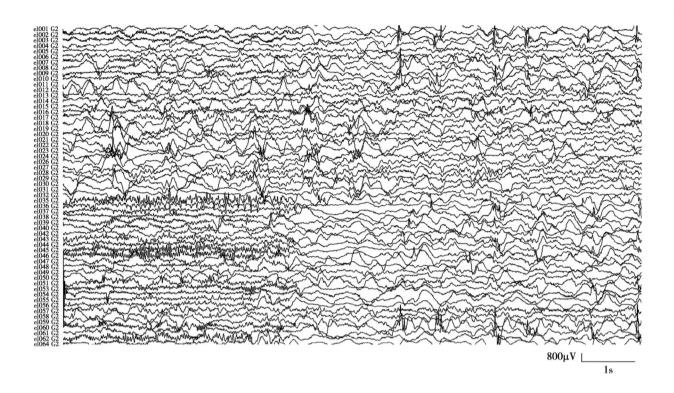

800μV
1s

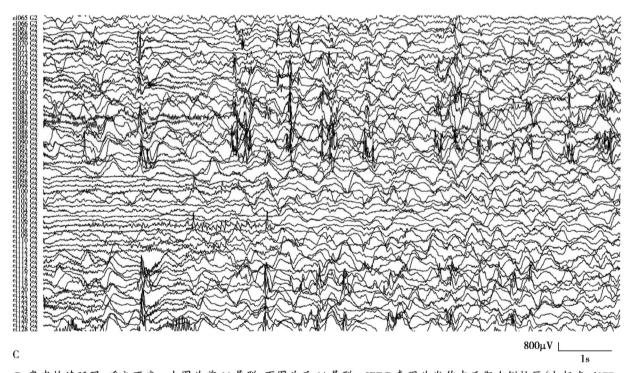

800μV
1s

C

C. 患者快速眨眼, 呼之不应。上图为前64导联, 下图为后64导联。IEEG 表现为发作中后期右侧枕区(电极点 el077、
el078、el079、el085、el086、el091、el092、el093、el117、el118、el119、el123、el124、el125、el126、el127、el128)可见低幅快波节律、
多棘慢波。

图 5-15(续)　颅内电极脑电图发作期

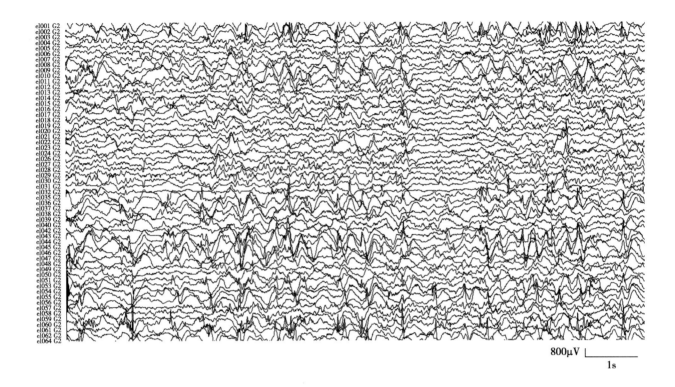

800μV
1s

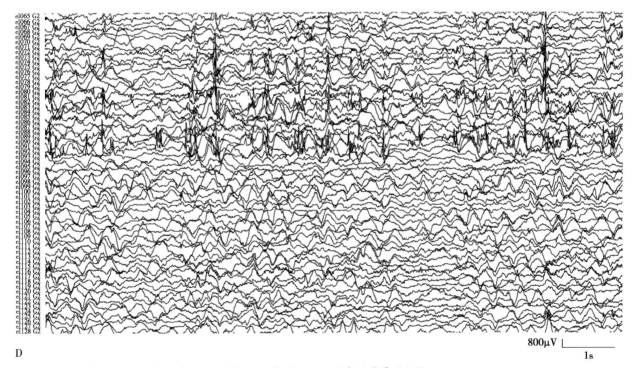

800μV
1s

D.

D. 患者发作结束。上图为前 64 导联,下图为后 64 导联。IEEG 恢复至背景脑电图。

图 5-15(续)　颅内电极脑电图发作期

【病例点评】

头皮脑电图发作间期和发作期表现及临床症状均定位不明确,故依靠颅内电极明确定位。

枕叶癫痫容易产生双侧同步性异常电活动,如果不能明确发作起源,可以应用颅内电极,在鉴别发作起源侧别的基础上,确定切除皮质范围也是重要的内容。行右侧枕区癫痫灶切除术,术后随访 1 年,发作消失。

▣ 病例 5-4　枕叶癫痫病例 4

【病历摘要】

患者男性,13 岁。

1. **主诉**　发作性意识丧失 4 年。

2. **现病史**　4 年前无明显原因出现意识丧失,四肢强直抽搐,持续约半分钟后自行缓解,在当地医院就诊,诊断为癫痫。给予托吡酯治疗,但效果差,以后经常出现发作性视物不清,愣神,眼前闪光暗点,每天可有 10 余次。发作时头先向左转后向右转,四肢强直,有时继发全身强直阵挛发作。目前口服丙戊酸钠,每次 500mg,每天 2 次,硝西泮,每次 5mg,每天 2 次。

3. **既往史**　患者为足月顺产,1 个月大时患颅内感染(具体不详),抽搐 1 次。

4. **家族史和个人史**　无特殊。

5. **查体**　神经系统查体无异常。心理评估:VIQ=96,PIQ=83,FIQ=94。

6. **影像学检查**

(1) MRI 提示左侧顶枕叶脑萎缩,脑软化灶。

(2) MRS 提示左侧海马体部水平 NAA 浓度较右侧相应部位略高。

(3) SPECT 提示左侧顶枕叶皮质近中线局限性软化灶,左颞叶局部血流轻度减轻。

7. **脑电图检查**　详见图 5-16~ 图 5-20。

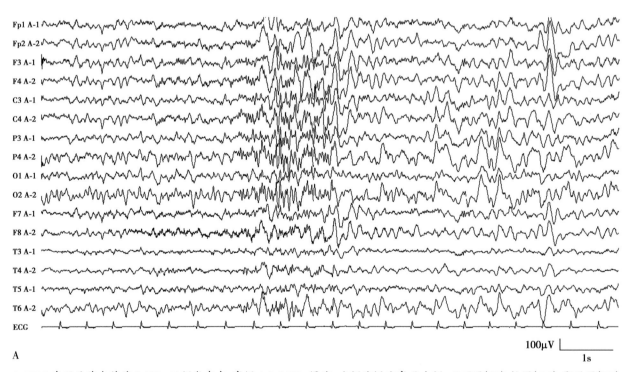

A

A. EEG 表现为基本节律 8.0Hz,双侧散在中、高幅 4.0~5.0Hz 慢波,右侧波幅略高于左侧,以顶区(P4)、枕区(O2)、颞后区(T6)导联为著。右侧中央区(C4)、顶区(P4)、枕(O2)、颞后区(T6)导联可见阵发性棘波节律。

图 5-16　头皮电极脑电图发作间期

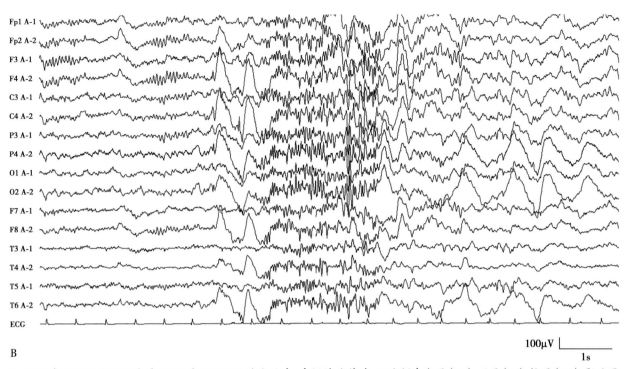

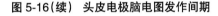

100μV

1s

B

B. EEG 表现为Ⅱ期睡眠背景,双侧导联仍可见阵发性中、高幅棘波节律,以右侧中央区(C4)、顶区(P4)、枕区(O2)、颞后区(T6)导联为著。右侧额后区(F4)、中央区(C4)、顶区(P4)、枕区(O2)导联可见散在高幅棘慢波。

图 5-16(续)　头皮电极脑电图发作间期

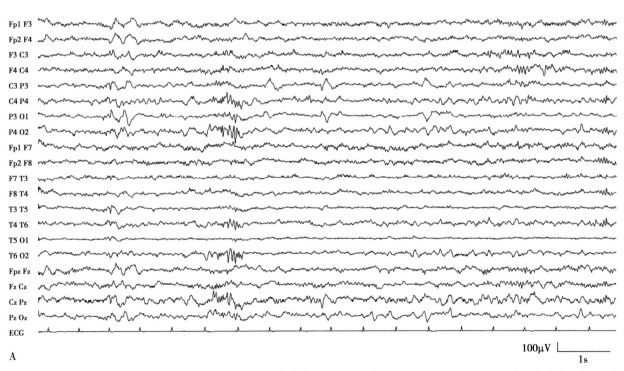

100μV

1s

A

A. 发作前患者仰卧,处于睡眠状态。EEG 在Ⅱ期睡眠背景中左侧颞顶区(C3 P3、P3 O1、T3 T5、T5 O1)及中线导联(Cz Pz)可见散在中幅尖波,右侧颞顶枕区(C4 P4、P4 O2、T4 T6、T6 O2)及中线导联(Cz Pz)可见低、中幅棘波节律。T5 O1 通道放大器信号有问题。

图 5-17　头皮电极脑电图发作期

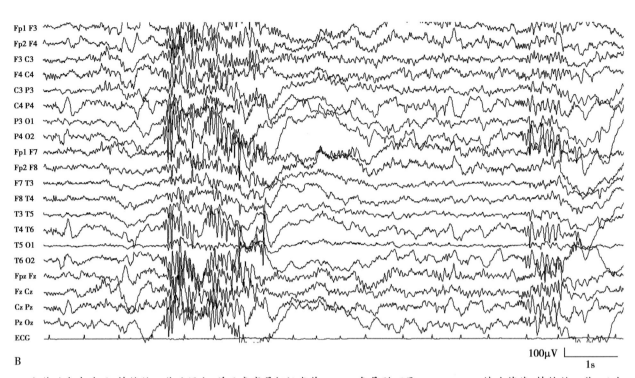

B

100μV

1s

B. 发作时患者睁眼,持续约3秒后闭上,并示意家属标记发作。EEG各导联可见10.0~11.0Hz棘波节律,持续约2秒,以右侧顶枕区(P4 O2)、颞后区(T4 T6、T6 O2)导联为著。T5 O1通道放大器信号有问题。

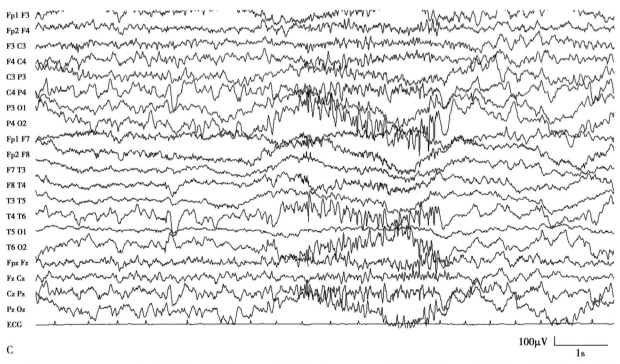

C

100μV

1s

C. 患者仰卧、闭眼。EEG表现为右侧顶枕区(P4 O2)、颞后区(T4 T6、T6 O2)及其中线(Pz Oz)导联仍可见阵发性中、高幅棘波节律,伴不规则慢波。T5 O1通道放大器信号有问题。

图5-17(续)　头皮电极脑电图发作期

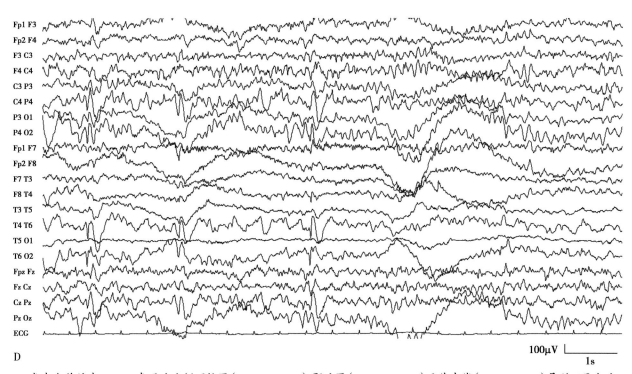

D

100μV

1s

D. 患者发作结束。EEG 表现为右侧顶枕区（C4 P4、P4 O2）、颞后区（T4 T6、T6 O2）及其中线（Cz Pz、Pz Oz）导联可见尖波、不规则慢波。T5 O1 通道放大器信号有问题。

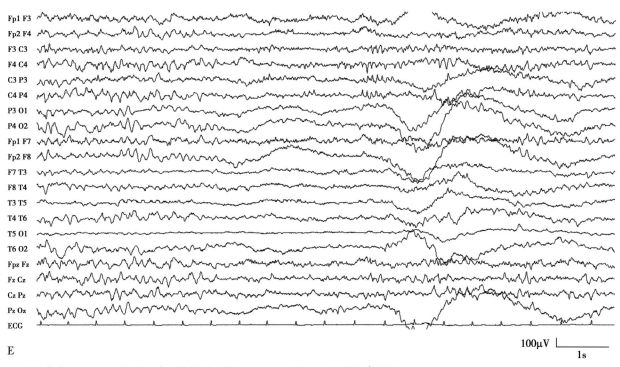

E

100μV

1s

E. 发作结束后 EEG 渐恢复至清醒背景脑电图。T5 O1 通道放大器信号有问题。

图 5-17（续）　头皮电极脑电图发作期

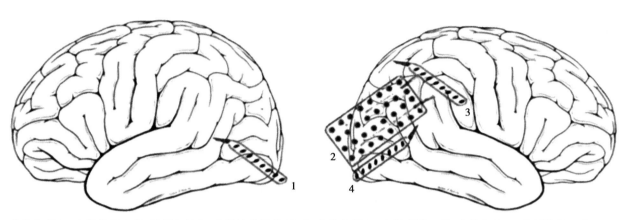

条状电极 1：左侧枕极 8 点；格栅电极 2：右侧枕外侧面 32 点；条状电极 3：右侧顶区 8 点；条状电极 4：右侧枕极 8 点。

图 5-18　颅内电极排列

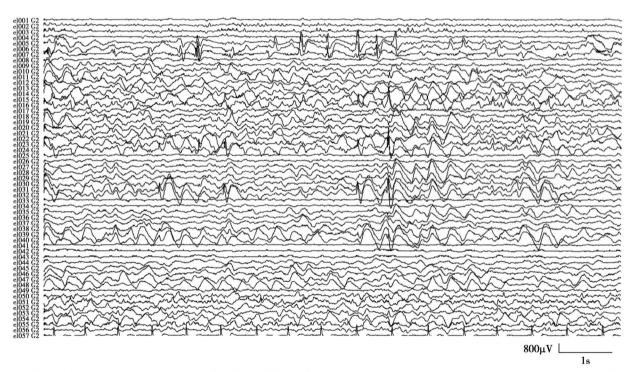

左侧枕区（电极点 el005、el006、el007）、右侧枕区外侧面电极（电极点 el015、el016、el023、el024、el031、el032、el039、el040）可见阵发性高幅棘慢波，左右侧非同步发放。

图 5-19　颅内电极脑电图发作间期

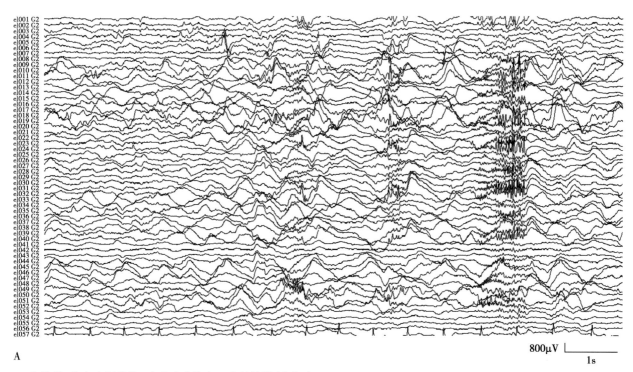

800μV

1s

A

A. 发作前,患者左侧卧位,处于睡眠状态。右侧枕区(电极点 el009、el010、el011、el012、el013、el014、el017、el018、el019、el023、el027、el031、el032、el036、el039、el040、el049、el050、el051)可见阵发性中、高幅棘波节律。

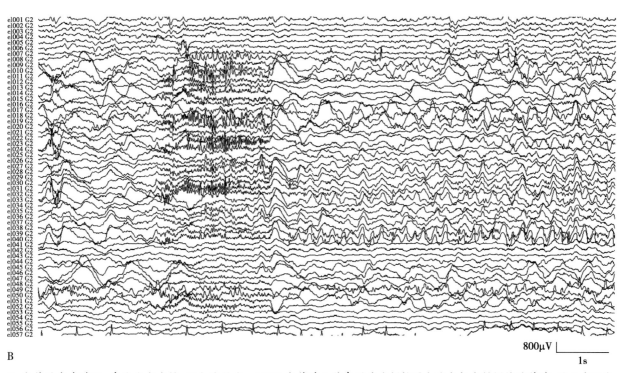

800μV

1s

B

B. 发作时患者睁眼,身体略向左转,双上肢屈曲。IEEG 发作前 3 秒表现为右侧枕区上述电极点低幅快波节律,继而出现尖波、不规则慢波。

图 5-20　颅内电极脑电图发作期

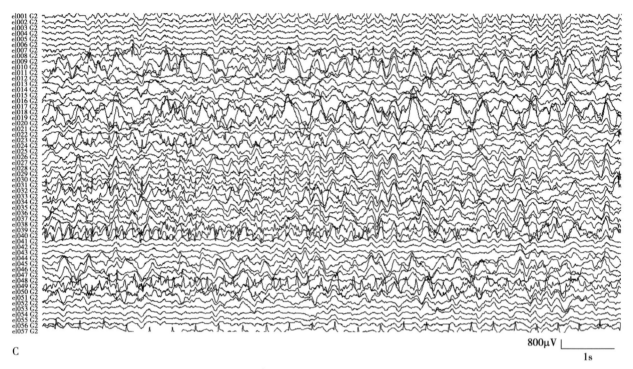

C

800μV
1s

C. 患者双眼瞪视,无肢体抽搐,呼之不应。IEEG 表现为棘波节律增强,波幅渐高,扩步至右侧枕区多导联,同时右侧枕区
（电极点 el009、el010、el011、el017、el018、el019、el020）出现高幅 2.0~3.0Hz δ 波节律。

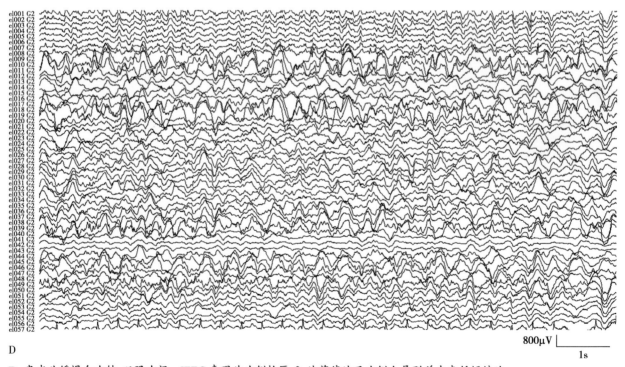

D

800μV
1s

D. 患者头缓慢向右转,双眼右视。IEEG 表现为右侧枕区 δ 波节律波及右侧全导联并夹杂低幅棘波。

图 5-20(续) 颅内电极脑电图发作期

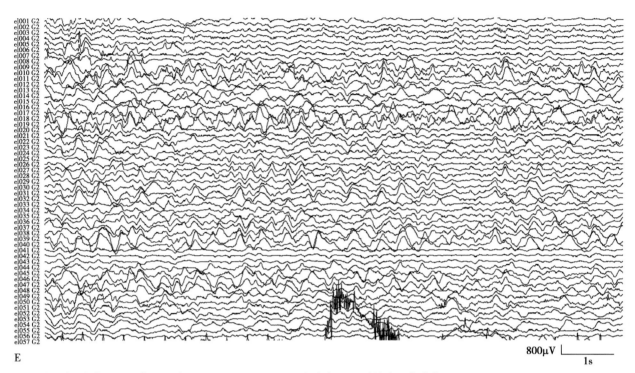

E.

E. 发作结束,患者再次恢复左侧卧位,重新入睡。IEEG 右侧电极不规则慢波逐渐减少。

图 5-20(续)　颅内电极脑电图发作期

【病例点评】

　　本例患者的皮质萎缩位于左侧顶枕区,但是头皮 EEG 显示发作间期和发作期的异常电活动均以右侧为著。为进一步确认发作起源,于双侧枕叶埋置颅内电极。IEEG 结果显示发作起源于病灶对侧枕叶皮质,避免了错误定位。行右侧枕区癫痫灶切除术,术后随访 5 年,无发作。

■ 病例 5-5　枕叶癫痫病例 5

【病历摘要】

患者男性,30 岁。

　　1. **主诉**　发作性意识丧失、肢体抽动 22 年。

　　2. **现病史**　患者 22 年前(8 岁时)意外溺水窒息,经复苏治疗,约半年后出现突发双眼向右凝视,呼之不应,约 2 分钟后缓解。发作后不能回忆,之后半年未有发作。约 21 年前(9 岁时)起开始反复发作,呈双眼向右凝视,头向右转,伴意识丧失,每次持续约 2 分钟,醒后无朦胧状态。发作前常有头晕先兆,有时视物模糊。亦有发作时表现为忽然跌倒,头眼右转,牙关紧闭,后四肢抽搐,伴发声、口吐白沫。发作频率不定,每周 1~2 次至每天数次不等,多集中出现于几天内。白天发作多于夜间。曾口服多种抗癫痫药物,效果不佳。口服丙戊酸镁,每次 400mg,每天 3 次;卡马西平,每次 200mg,每天 3 次,但症状控制欠佳,仍每月发作数次。

　　3. **既往史**　患者为足月顺产,8 岁时有溺水窒息史。

　　4. **查体**　神清语利。四肢肌力 5 级,肌张力正常,病理反射阴性。视野检查示双眼右下象限视野缺损。

　　5. **影像学检查**　MRI 提示左侧枕叶局部皮质异常信号。

　　6. **脑电图检查**　详见图 5-21~ 图 5-25。

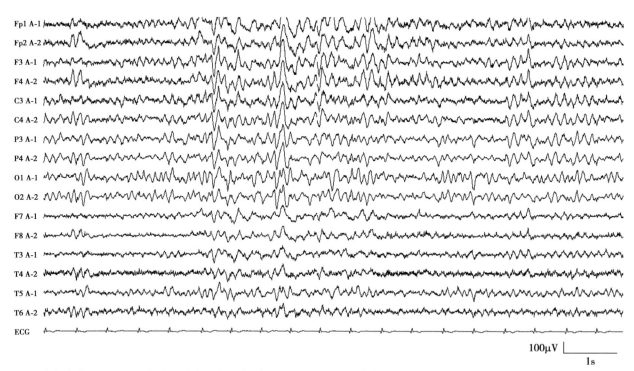

EEG基本节律8.0Hz，双侧各导联阵发性出现中、高幅4.0~5.0Hz慢波节律。

图5-21　头皮电极脑电图发作间期

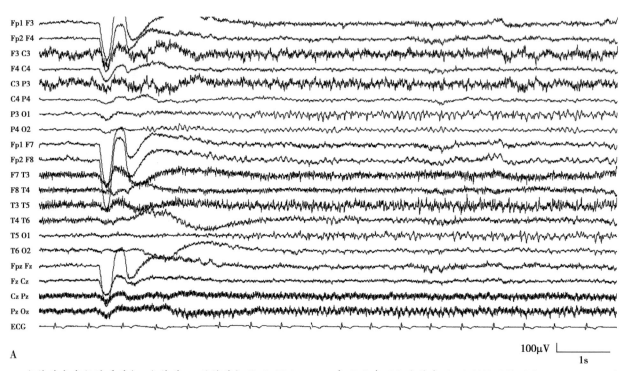

A

A. 发作前患者仰卧看手机，发作前10秒将手机放下，闭目。EEG表现为清醒期背景表现，左侧枕区导联（P3 O1、T5 O1）可见快波节律（左侧中央区、颞区导联混有较多肌电伪差，顶区、枕区中线导联电极接触不良伪差）。

图5-22　头皮电极脑电图发作期

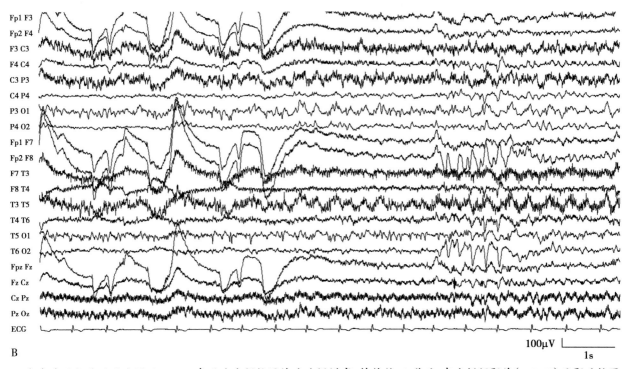

B

B. 患者睁眼数秒后再次闭眼。EEG 表现为左侧枕区棘波波幅增高，持续约 10 秒后，在右侧额颞前（Fp2 F8）及颞后枕区（T6 O2）导联可见阵发性棘慢波，左侧中央区（F3 C3、C3 P3）、颞区（F7 T3、T3 T5）导联可见肌电伪差。

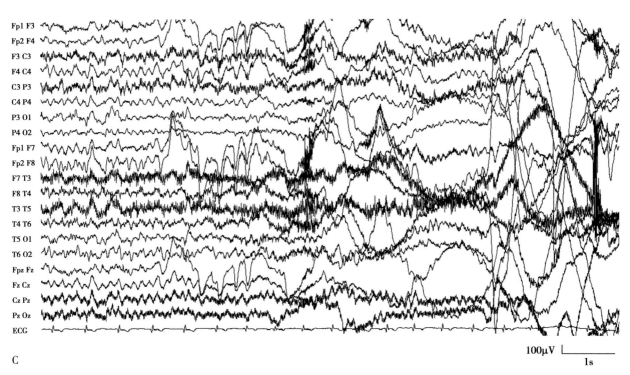

C

C. 患者睁眼，叹气。EEG 混有较多电极晃动伪差及肌电伪差。

图 5-22（续）　头皮电极脑电图发作期

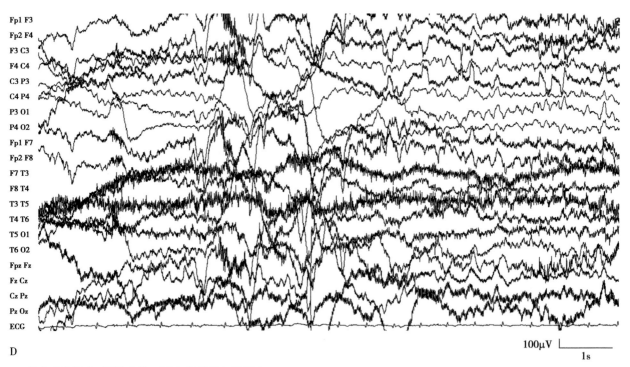

100μV
1s

D

D. 患者双手摸索,问话不答。EEG表现基本同图 C。

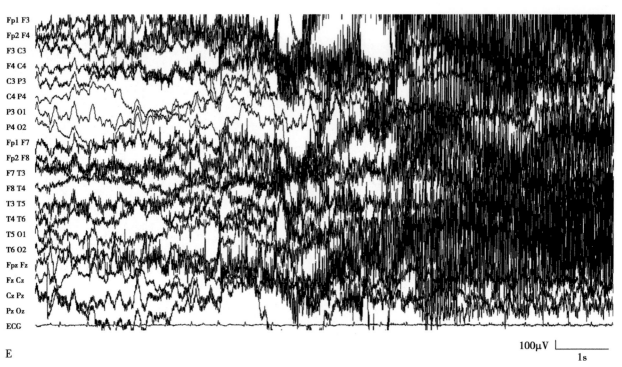

100μV
1s

E

E. 患者头向右转,双眼右视,右上肢缓慢抬起。EEG全导联可见大量肌电伪差。

图 5-22(续) 头皮电极脑电图发作期

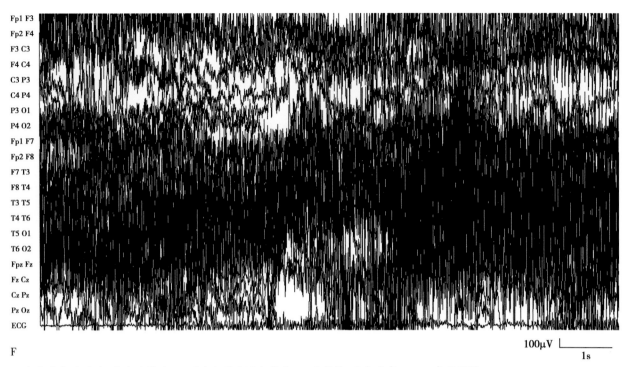

F

100μV
1s

F. 患者左上肢屈曲,右上肢伸直,双下肢由屈曲逐渐伸直,四肢抽搐,喉中发声。EEG 表现同图 E。

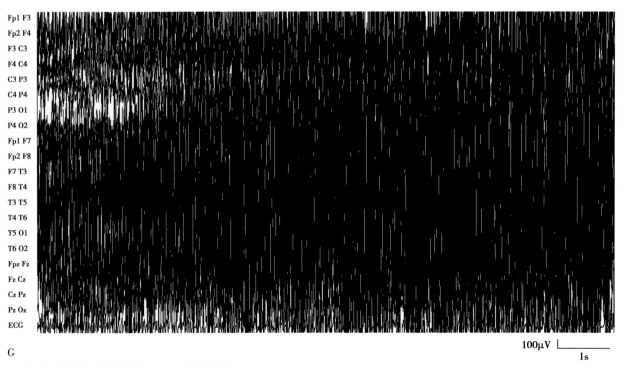

G

100μV
1s

G. 患者四肢伸展,强直阵挛。EEG 表现同图 E。

图 5-22(续) 头皮电极脑电图发作期

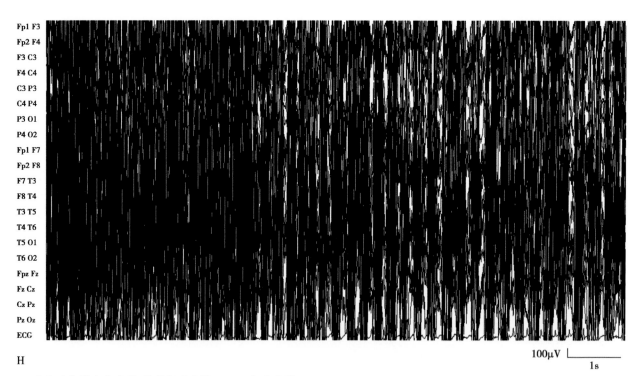

H

100μV
1s

H. 患者肢体强直渐减弱,阵挛频率渐慢。EEG 表现同图 E。

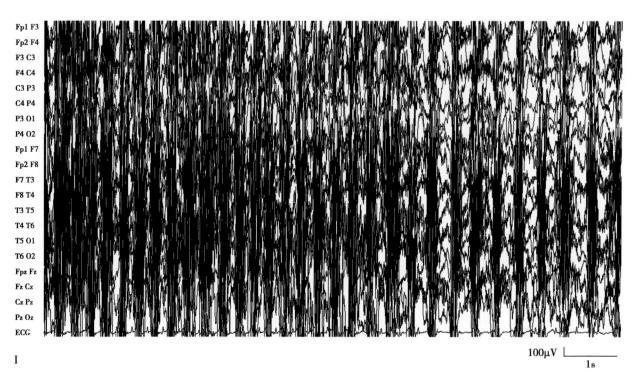

I

100μV
1s

I. 患者肢体阵挛。EEG 全导联可见肌电伪差呈 2.0~3.0Hz 节律出现。

图 5-22(续)　头皮电极脑电图发作期

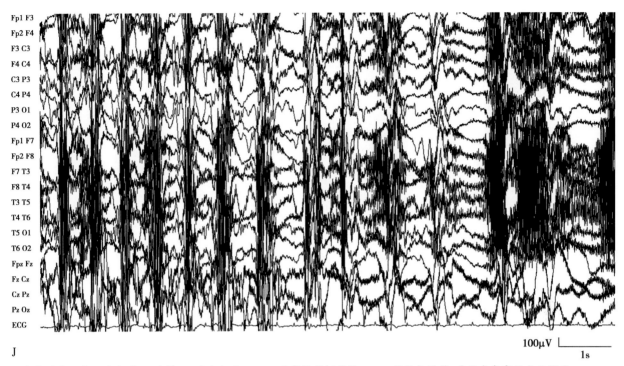

J. 患者阵挛频率继续渐慢,逐渐停止,喘息粗重。EEG 混有较多频率约 1.0Hz 的肌电伪差,其间夹杂高幅尖化慢波。

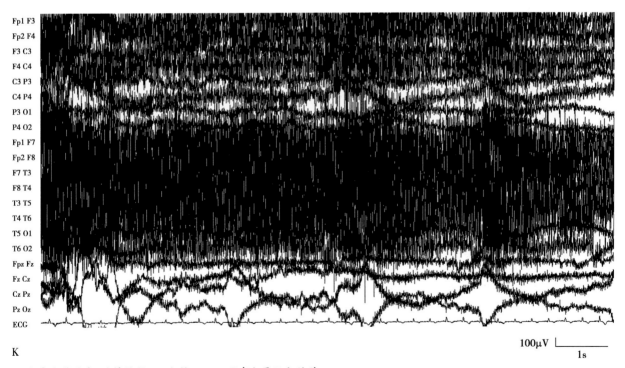

K. 患者发作结束,共持续约 1.5 分钟。EEG 混有大量肌电伪差。

图 5-22(续)　头皮电极脑电图发作期

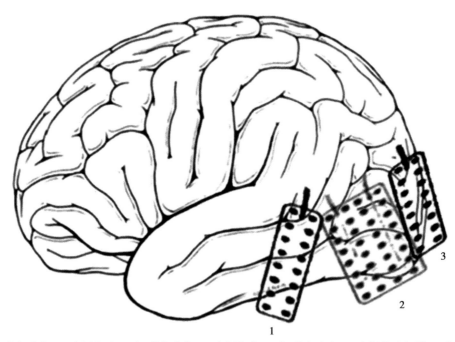

格栅电极1：左侧颞后16点；格栅电极2：左侧枕底32点；格栅电极3：左侧枕后纵裂16点

图 5-23　颅内电极排列

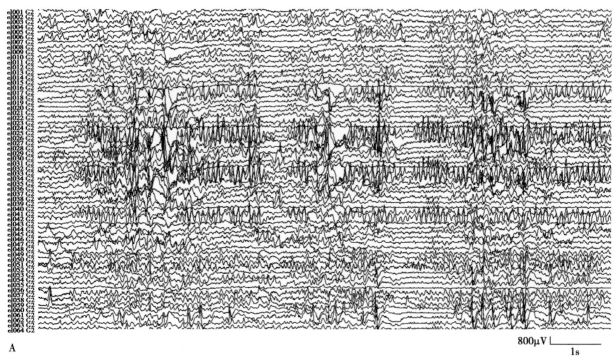

A.　左侧枕底（电极点 el017、el018、el025、el026、el029、el030、el033、el034、el038、el039、el041、el042）及后纵裂（电极点 el053、
　　el054、el055、el061、el062、el063）可见高幅棘波节律，以枕底（电极点 el017、el018、el025、el026、el029、el030、el033、el034、
　　el038、el039、el041、el042）为著。

图 5-24　颅内电极脑电图发作间期

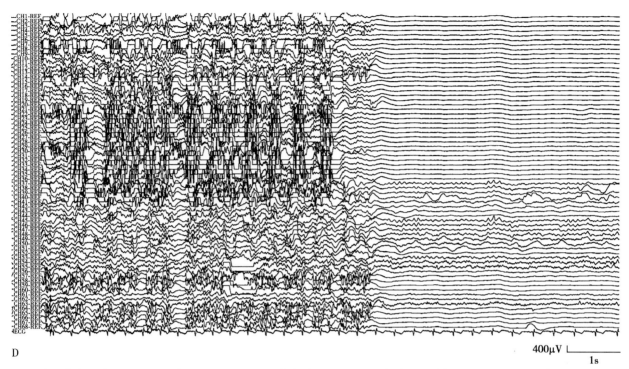

D

400μV ⌊
1s

D. 发作后患者静卧不动。IEEG 表现为左侧额长回后部(电极点 CH7、CH8)、左侧额盖(电极点 CH13、CH14)、左侧颞中部、左侧额下回(电极点 CH21~42、CH51、CH52)、左侧额中回(电极点 CH58、CH59、CH60、CH64~68)出现棘慢波节律。

图 6-5(续)　颅内电极脑电图发作期

【病例点评】

1. 病例特点

(1) 发作特点:①发作性意识丧失,全身强直阵挛。②先兆明确,即咽喉部发痒感。

(2) 病史特点:曾行左侧额叶切除术,之后 1 年无发作。

(3) 影像学特点:MRI 提示左侧额叶切除术后改变。

(4) 脑电图特点:EEG 表现为发作间期、清醒期可见左侧蝶骨电极导联、左侧颞区低幅尖波;睡眠期左侧额区、颞区棘慢波;发作期混杂肌电伪差,未见明确起始部位。

2. 诊疗策略和随访结果　患者发作前先兆为咽喉部发痒感,这一症状高度提示发作起始于岛叶;结合发作间期 EEG 所提示的左侧额区、颞区异常放电,决定在左侧额区、颞区和岛叶埋置颅内电极。发作期 IEEG 示左侧额盖起始,迅速波及左侧岛叶和左侧额中下回。手术切除左侧岛叶额盖,术后随访无发作。由于患者发作先兆明确,符合岛叶发作特点,EEG 表现与发作症状一致,手术切除完全,因此术后效果较好。

▣ 病例 6-2　岛叶癫痫病例 2

【病历摘要】

患者女性,12 岁。

1. 主诉　反复发作性哭 8 年余。

2. 现病史　患者 8 年前无明显诱因突然哭,流泪少,无肢体强直或抽搐,呼之不应,无二便失禁,持续约 10 秒后自行缓解,每天发作 10~20 次,白天、夜间均发作。于当地医院予丙戊酸钠口服液治疗,每次 3ml,每天 2 次,治疗后未再发作。5 年前逐渐停药后再次出现上述类似症状,伴有右侧肢体屈曲,右手握拳,呼之不应,但发作后患者能回忆发作时情况,无二便失禁,持续 20~30 秒可缓解。继续服用丙戊酸钠,效果不佳。于 2 年前改为奥卡西平治疗,现用奥卡西平每次 450mg,每天 2 次,但仍每天发作 4~5 次。自发病来,精神好,饮食正常,睡眠好,二便正常。

3. 既往史　既往体健。

4. 个人史　患者为足月剖宫产,无窒息及高热惊厥史。

5. 查体　血压为110/70mmHg,神情语利,高级皮质功能正常,脑神经检查(–),右利手,四肢肌力5级,肌张力正常,腱反射(++),病理征阴性,深浅感觉及共济运动查体正常。

6. 神经心理检查　智力中等(平常),VIQ=93,PIQ=104,FIQ=98。

7. 影像学检查

(1) MRI 提示左侧额岛叶异常信号灶,未见强化影。

(2) MEG 提示异常波电流源位于左侧额叶及岛叶。

8. 脑电图检查　详见图6-6及图6-7。

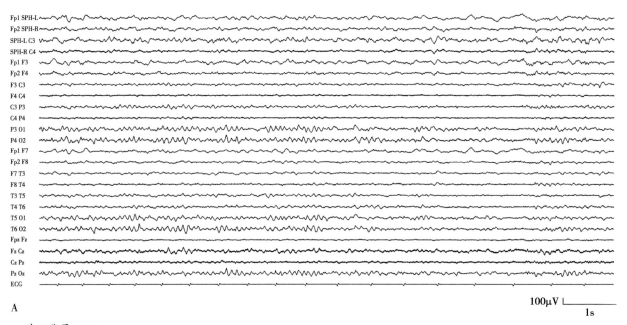

A

100μV

1s

A. 清醒背景 EEG。

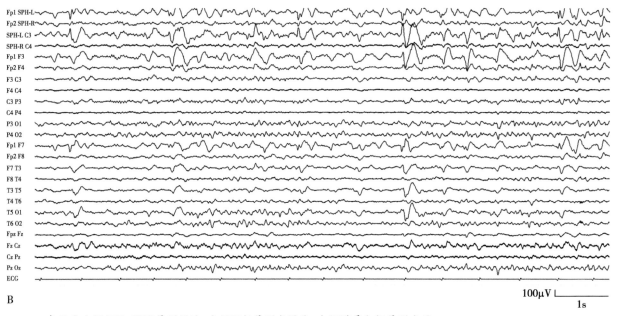

B

100μV

1s

B. EEG 表现为左侧额区、颞区导联慢波;左侧额极导联尖慢波;左侧蝶骨电极导联尖波。

图 6-6　头皮电极脑电图发作间期

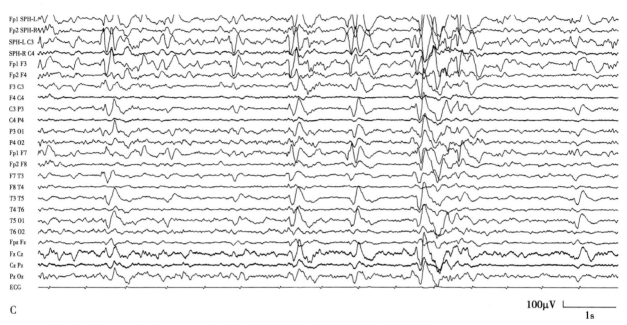

C

100μV

1s

C. EEG 表现为左侧额区、中央区、顶区、颞区导联尖波、慢波；左侧蝶骨电极导联尖波。

图 6-6（续）　头皮电极脑电图发作间期

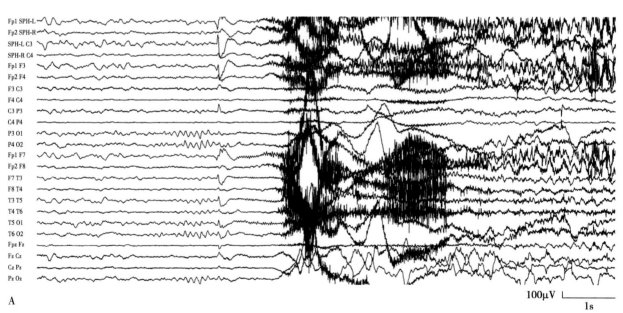

A

100μV

1s

A. 患者睡眠转醒后双眼紧闭，面部表情痛苦，同时右手握拳。EEG 表现为发作前左侧额区、颞区低幅快波节律，继而全导联出现混杂肌电伪差，左侧颞区表现为慢波节律。

图 6-7　头皮电极脑电图发作期

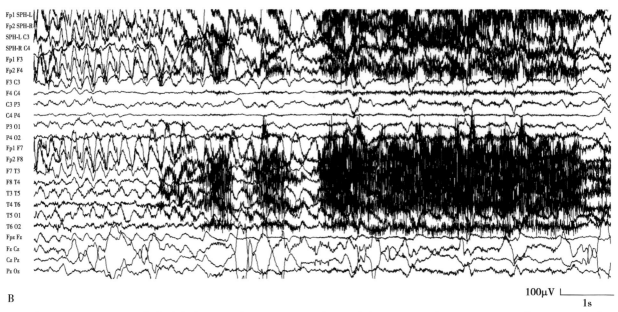

B. 患者右上肢僵硬上抬,面部表情痛苦。EEG 表现为双侧额区棘慢波节律,以左侧为著;左侧颞区、顶区表现为慢波节律。

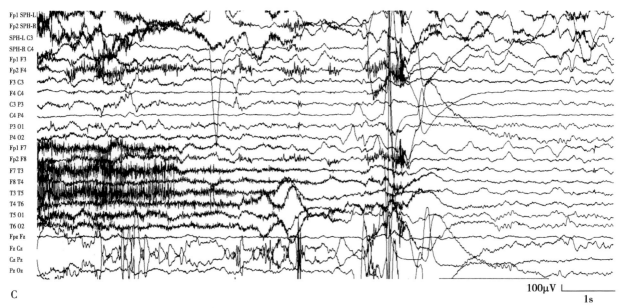

C. 患者坐起,意识恢复。EEG 表现为左侧导联慢波节律,全导联可见混杂肌电伪差。

图 6-7(续)　头皮电极脑电图发作期

【病例点评】

1. 病例特点

(1) 发作特点:①发作性哭,流泪少,持续时间短暂,约 10 秒可缓解。②发作频繁,每天发作 4~5 次。

(2) 影像学特点:①MRI 示左侧额岛叶异常信号灶。②MEG 示异常波电流源位于左额叶及岛叶。

(3) 脑电图特点:发作间期清醒期 EEG 可见左侧额区、颞区导联慢波,左侧额区导联尖慢波,左侧蝶骨电极导联尖波;睡眠期 EEG 可见左侧额区、中央区、顶区、颞区导联尖波、慢波;发作期可见左侧蝶骨电极导联、额区、中央区、颞区导联尖波,左侧额区、颞区导联低幅快波节律。

2. 诊疗策略和随访结果　根据患者发作症状右手握拳,右上肢僵硬上抬考虑癫痫灶位于左侧,但具体部位不能确定;EEG 间期异常放电较广泛,以左侧额区、颞区为著,发作期仍以左侧额区、颞区为著。单以发作症状和 EEG 表现不能明确癫痫灶的具体部位;但 MRI 显示左侧额岛叶有明显异常信号,发作症状和 EEG 表现与 MRI 病灶侧别不矛盾,因此可考虑直接行左侧额岛叶病灶切除术。手术切除左侧额下回及岛叶,术后随访 2 年,发作消失。由于患者 MRI 显示病灶明确,发作症状和 EEG 表现与病灶侧别不矛盾,手术切除完全,因此术后效果较好。

■ 病例 6-3　岛叶癫痫病例 3

【病历摘要】

患者女性,12 岁。

1. 主诉　发作性嘴角下歪 12 年。

2. 现病史　12 年前(6 岁时)无诱因突发面部肌肉发紧,嘴角(双侧)向下歪,双上肢皮肤起"鸡皮疙瘩",伴有恐惧、心跳加快,持续 10 余秒后缓解。发作过程中患者意识清醒,无咽喉部紧缩感。之后反复发作,形式刻板同前,偶尔程度较重时伴大喊及意识丧失。就诊于当地医院,诊断为癫痫并口服丙戊酸钠、拉莫三嗪,效果较好,数年一次发作。3 个月前,因月经紊乱拟渐停用丙戊酸钠并加服托吡酯,服用托吡酯过程中发作明显增多,且出现发作性幻听,遂改用左乙拉西坦。现患者口服拉莫三嗪,每次 100mg,每 12 小时一次;开普兰,每次 1 500mg,每 12 小时一次,发作不能有效控制。近 2 个月发作尤其频繁,每天 10 余次,多于白天或将睡将醒时发作,熟睡后无发作。

3. 既往史　无围产期特殊事件。无高热惊厥史。

4. 个人史　智力可,现读大一。右利手。

5. 家族史　无相关疾病史。

6. 查体　神经系统查体未见明显异常。

7. 影像学等检查

(1) MRI 未见明显异常。

(2) MEG 示棘波偶极子位于左侧岛叶前部。

8. 脑电图检查　详见图 6-8~图 6-12。

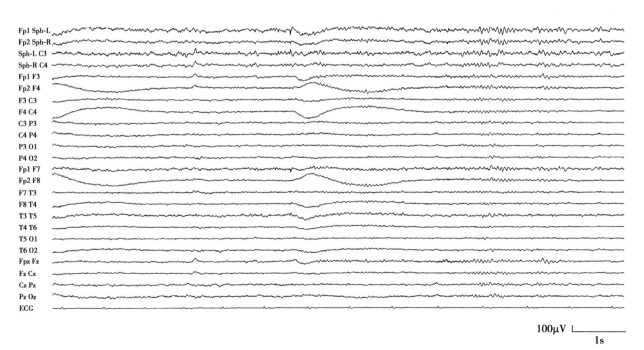

左侧蝶骨电极导联、左侧前颞区导联可见低幅尖波。

图 6-8　头皮电极脑电图发作间期

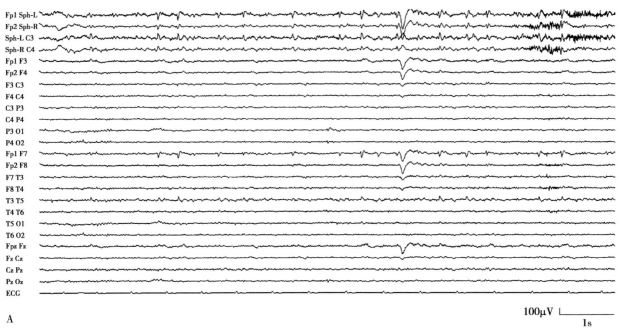

A

100μV └─────
1s

A. 发作前 EEG 表现为左侧蝶骨电极导联、左侧颞区频发低幅尖波活动。

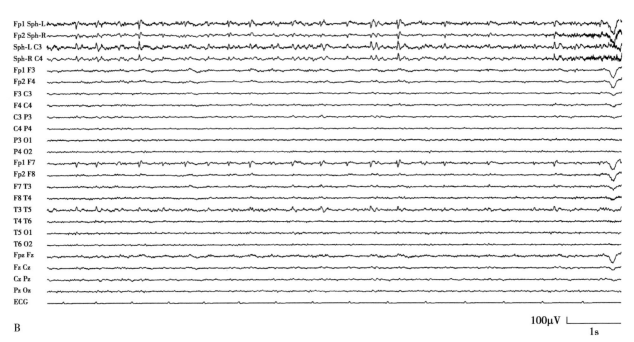

B

100μV └─────
1s

B. EEG 表现为左侧蝶骨电极导联、左侧颞区导联尖波活动频繁。

图 6-9 头皮电极脑电图发作期

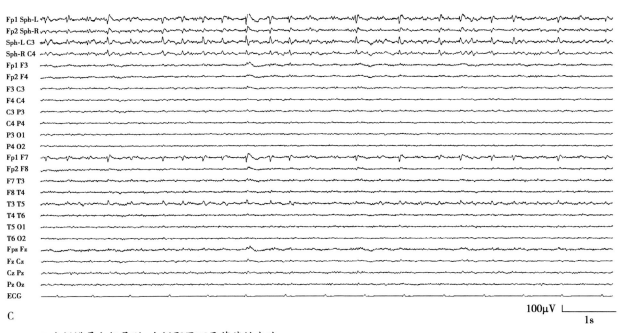

C. EEG 左侧蝶骨电极导联、左侧颞区可见节律性尖波。

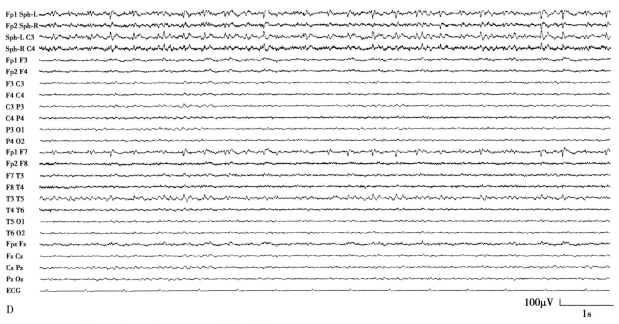

D. EEG 左侧蝶骨电极导联、左侧颞区可见节律性尖波。

图 6-9(续)　头皮电极脑电图发作期

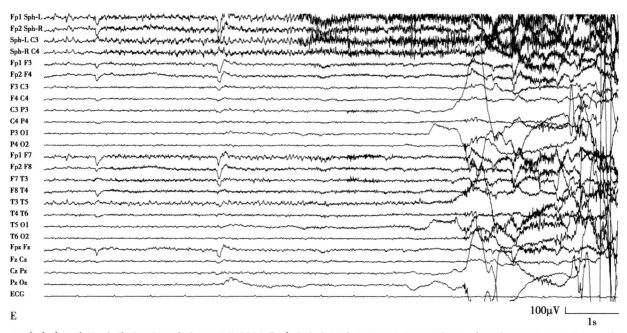

E

E. 患者清醒卧位,发作时双侧口角向下,呈"军帽征",身体向左侧卧位继而转为右侧卧位。在临床症状出现之前EEG表现为左侧蝶骨电极导联、颞区尖波节律,出现临床症状时全导联混杂肌电伪差。

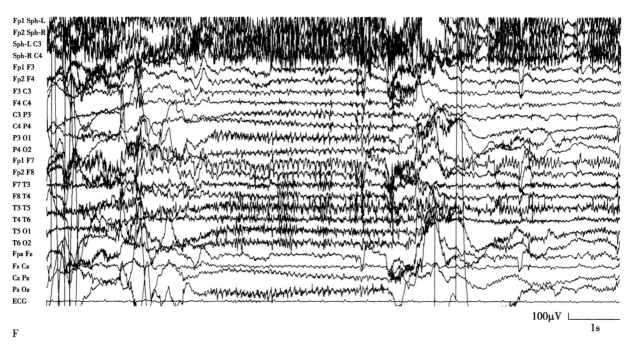

F

F. 双手自动症,患者继而坐起,呼吸加重,转向卧位后左手捂住口鼻。EEG表现为左侧颞前区尖波节律,其他导联混杂肌电伪差。

图 6-9(续)　头皮电极脑电图发作期

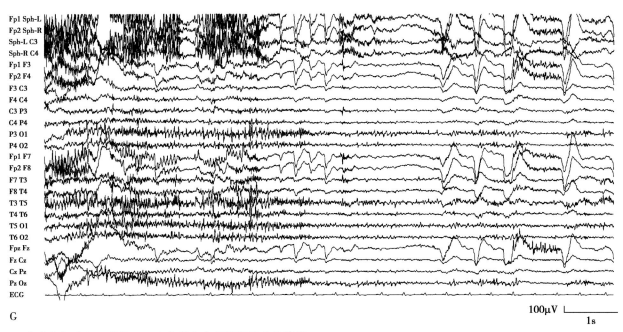

G

G. 患者坐起后大口喘气。EEG 表现为左侧颞前区尖波节律。

图 6-9（续）　头皮电极脑电图发作期

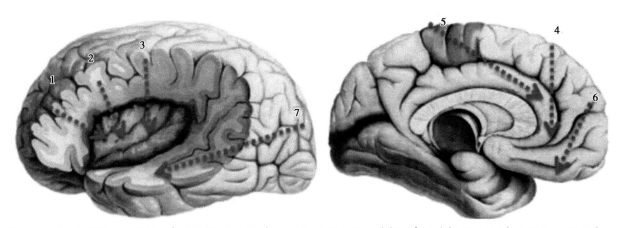

深部电极 1：左侧额中回前部→岛叶前部 12 点；深部电极 2：左侧额下回前部→岛叶前部 12 点；深部电极 3：左侧额中回中部→岛叶中部 10 点；深部电极 4：左侧额上回前部→扣带回前下部 12 点；深部电极 5：左侧额中回后部→扣带回前上部 12 点；深部电极 6：左侧额下沟末端→额底 10 点；深部电极 7：左侧枕区→海马 16 点。

图 6-10　颅内电极排列

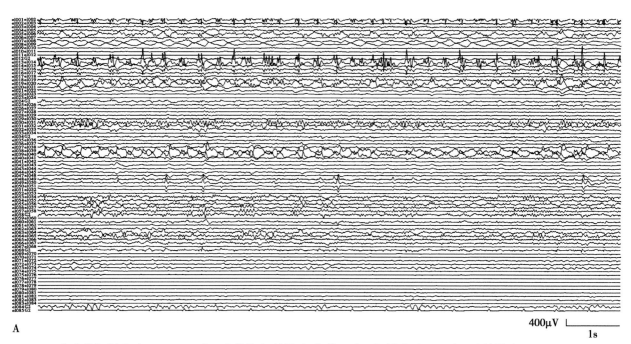

A

400μV
1s

A. IEEG 岛叶前部（电极点 el001、el013）可见多棘波、棘慢波，扣带回前下部（电极点 el039）可见棘慢波。

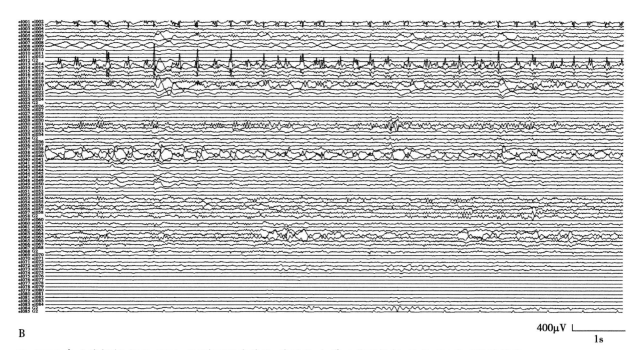

B

400μV
1s

B. IEEG 岛叶前部（电极点 el001、el013）可见多棘波、棘慢波，扣带回前下部（电极点 el039）可见棘慢波。

图 6-11　颅内电极脑电图发作间期

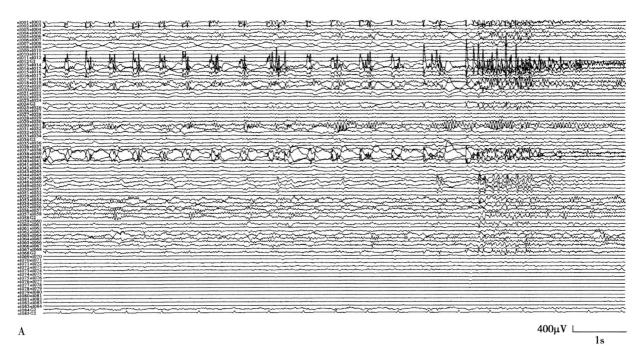

400μV
1s

A

A. 患者清醒卧位。发作前 IEEG 表现为岛叶前部（电极点 el001、el013、el014）出现多棘波，扣带回前下部（电极点 el039）出现棘慢波，继而岛叶前部（电极点 el013）出现棘波节律，岛叶前部（电极点 el014、el015）、左侧额下回前部（电极点 el018、el019）、扣带回前下部（电极点 el038、el039）低幅快波活动。

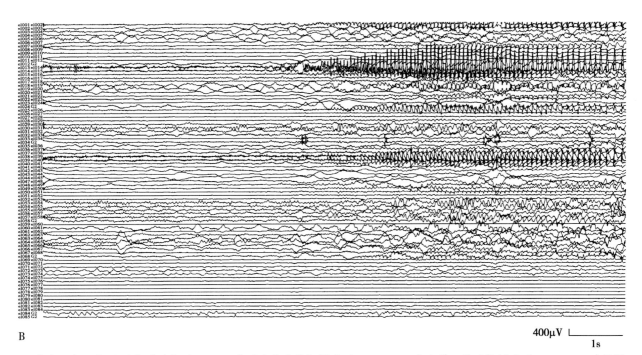

400μV
1s

B

B. 患者口角呈"军帽征"，身体扭动。IEEG 表现为岛叶前部（电极点 el013、el014）、扣带回前下部（电极点 el038、el039）低幅快波活动逐渐形成棘波节律并扩布至邻近导联。

图 6-12 颅内电极脑电图发作期

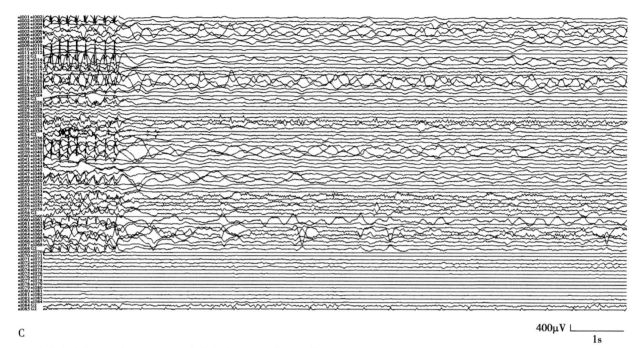

C

400μV ⎣_____
　　　　　1s

C. 患者身体扭动结束,呼吸加重,表情痛苦。IEEG 表现为岛叶前部(电极点 el001、el013、el014)、左侧额下回前部(电极点 el018、el019、el024)、岛叶中部(电极点 el025)、扣带回前下部(电极点 el038、el039、el040)、扣带回前上部(电极点 el048、el049)、额底(电极点 el061、el062、el067、el068)棘慢波节律,发作结束后慢波增多。

图 6-12(续)　颅内电极脑电图发作期

【病例点评】

1. 病例特点

(1)发作特点:①发作时嘴角向下歪,双上肢皮肤起"鸡皮疙瘩",伴有恐惧和心跳加快。②发作过程中意识清醒。③发作次数较多,每天 10 余次。

(2)影像学特点:①MRI 未见明显异常。②MEG 示棘波偶极子位于左侧岛叶前部。

(3)脑电图特点:发作间期 EEG 表现为左侧蝶骨电极导联、左侧前颞区导联尖波;发作期 EEG 表现为左侧蝶骨电极导联、左侧颞区导联节律性尖波。

2. 诊疗策略和随访结果　根据患者发作症状中的"军帽征""鸡皮疙瘩"和恐惧及发作期 EEG 表现,考虑癫痫灶的部位可能为扣带回、颞区,结合 MEG 结果考虑电极需要覆盖岛叶。埋置颅内电极后可见发作间期 IEEG 表现为岛叶前部持续性异常放电,发作期 IEEG 表现为岛叶前部、额下回前部起始。手术切除左侧额底、额盖,术后随访 4 年,发作消失。由于患者发作期 IEEG 起源明确,手术完全切除癫痫灶,因此术后效果较好。

(徐翠萍　遇　涛　张梦瑶　郝文思)

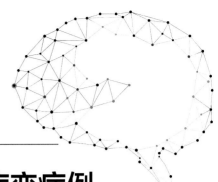

第七章

癫痫伴大脑半球严重病变病例

第一节　大脑半球严重病变癫痫相关知识点

大脑半球切除术由 Dandy 于 1928 年应用,治疗半球弥漫性胶质瘤,1938 年被 McKenzie 应用于治疗难治性癫痫。此后,此术式一直应用于临床,用于治疗半球严重病变引起的难治性癫痫。后经多次改进,现在常用术式包括解剖半球切除术、功能性半球切除术及多脑叶离断术等。此类病例的发作特点为发作形式多样、复杂,发作频繁,甚至经常为发作持续状态,药物难以控制,严重影响患者生活、学习。

一、半球切除术适应证

一侧半球存在广泛的、多灶性癫痫病灶(如脑外伤、脑出血、围出生期疾病)已经引起对侧肢体严重功能障碍者;一侧大脑半球存在进行性恶化的基础疾病,并引起癫痫发作者。

1. 脑出血后一侧半球广泛脑萎缩。

2. 脑炎后一侧半球广泛脑软化。

3. 特殊原因导致的半球广泛病变,如 Sturge-weber 综合征、Rasmussen 脑炎。

4. 发作起源于病变侧,且功能有代偿的患者。

5. 频繁发作,药物难以控制,有可能影响健侧半球发育及功能。

二、半球切除术术前评估

1. **发作特征、频率、程度及服药情况**　因病变范围广泛,此类患者可有多种发作形式,伴或不伴意识障碍的局灶性发作、局灶性发作持续状态甚至全面强直阵挛发作等。往往发作频繁,多者可达每天数十次发作,药物难以控制,严重影响患者生活、学习。

2. **脑电图检查**　脑电图背景异常与病程的不同阶段及半球病变程度有关,可表现为弥漫性慢波活动,节律性 δ 波或 θ 波活动,或双侧弥漫性异常,常不对称。发作间期可有一侧多灶性或弥漫性放电,或双侧半球同步放电;发作期脑电图可能没有明显癫痫样放电,原因可能为放电起源部位局限,电压较低,或放电起源位于较深的脑沟内,头皮电极记录不到。随着病情的发展,可出现对侧半球独立的癫痫样放电。脑电图表现可能与临床症状、影像学检查等不一致。

3. **身体一般状况**　因半球切除手术创伤较大,身体一般情况必须能够耐受手术。

4. **神经系统检查及心理评估**　神经查体项目包括肢体运动功能、感觉功能、语言功能等,检查时必须认真充分。特别要注意半侧功能有无进行性加重。此类患者多数伴有认知功能障碍。

5. **病变侧半球功能**　特别需要明确的是,病灶侧半球是否仍然有基本的运动、感觉和语言功能。检查包括功能磁共振(fMRI)、运动诱发电位(MEP)、感觉诱发电位(SEP),MRI 显示大脑脚变化及左右大脑脚对比也是重要指标。

三、预后

大脑半球切除术后 75%~90% 的患者无发作。部分患者术后早期仍有癫痫发作,甚至发作增多,但随访 1 年时间,多数病例发作可逐步控制。

术后肢体活动改善情况与手术时机及手术时患者年龄有关。总体来说,年龄越小,肢体运动及感觉功能代偿越充分。术前已出现偏瘫者,术后经过康复训练也可有部分改善。术后认知功能及注意力等行为能力可有改善。

第二节　大脑半球严重病变癫痫病例

▣ 病例 7-1　半球损害病例 1

【病历摘要】

患者女性,20 岁。

1. **主诉**　发作性右侧肢体抽搐 8 年。

2. **现病史**　患者 8 年前晨起时突然出现意识丧失,头右转,右侧肢体抽搐,持续约 10 分钟后缓解,发作后朦胧状态。后上述情况反复发作,形式刻板,曾就诊于某医院,初步诊断为癫痫,给予丙戊酸钠治疗,治疗效果不佳。现发作形式较为固定,主要表现为睡醒时突然出现头向右偏,右侧肢体抽搐,以右上肢为著,抽搐呈丛集性发作,每次抽搐可持续几十秒,间隔十几秒后再次出现抽搐。抽搐早期意识较为清楚,可与家人简单交流,抽搐后期出现意识丧失。平日多于起床时出现发作,发作后患者易激惹。现口服拉莫三嗪,每次 100mg,每 12 小时一次,平均每天发作 2~4 次。

3. **既往史**　无高热惊厥。

4. **查体**　右手呈爪形,大小鱼际肌肉萎缩,无痛温觉减退。右上肢近端肌力 4 级,远端肌力 2 级,右侧下肢近端肌力 4 级,远端肌力 2 级,余肌力正常。

5. **影像学检查**　MRI 提示左侧基底节区软化灶。

6. **脑电图检查**　详见图 7-1 及图 7-2。

A. EEG 左侧导联可见不规则尖样慢波。

图 7-1　头皮电极脑电图发作间期

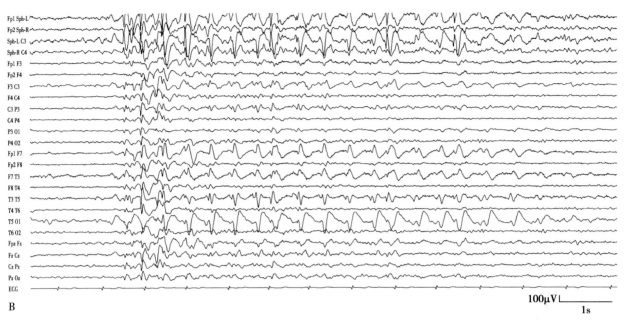

B. EEG 左侧导联可见节律性尖慢波、尖波，以左侧额区、颞区为著。

图 7-1（续）　头皮电极脑电图发作间期

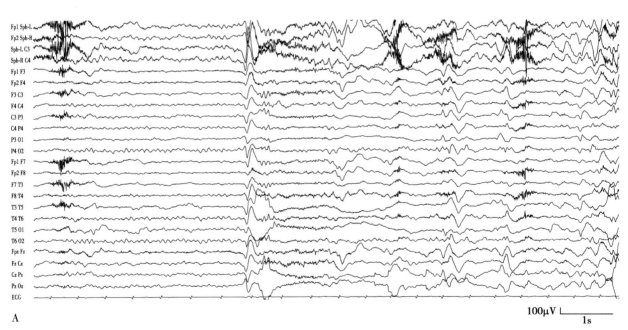

A. 患者取平卧位，右上肢快速上抬伴强直。EEG 表现为全导联（Fp1 F3、Fp2 F4、F3 C3、F4 C4、C3 P3、Fp1 F7、Fp2 F8、T3 T5、T4 T6、T5 O1、Fpz Fz、Fz Cz）高幅尖样慢波，继而出现快波节律，之后左侧各导联出现慢波。

图 7-2　头皮电极脑电图发作期

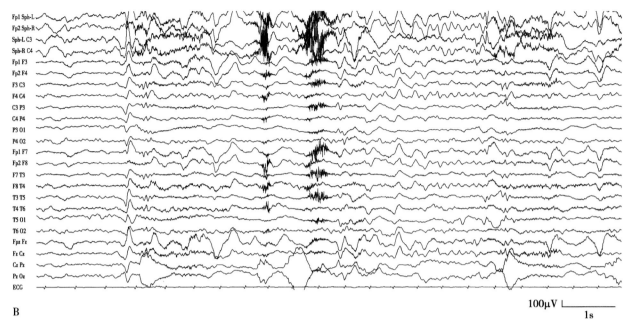

B.

100μV
1s

B. 患者取平卧位,右上肢快速上抬伴强直,间隔 8 秒后再次出现。EEG 表现为全导联(Fp1 F3、Fp2 F4、F3 C3、C3 P3、Fp1 F7、Fp2 F8、T3 T5、T4 T6、T5 O1、Fpz Fz、Fz Cz)高幅尖样慢波,继而出现快波节律,之后左侧各导联出现慢波。

图 7-2(续)　头皮电极脑电图发作期

【病例点评】

1. 病例特点

(1) 发作特点:患者 12 岁发病,病史 8 年,惯常发作为右侧肢体抽搐。

(2) 影像学特点:MRI 提示左侧基底节区软化灶。

(3) 脑电图特点:发作间期脑电图显示左侧导联节律性尖慢波、尖波;发作期脑电图异常放电以左侧为著。

2. 诊疗策略和随访结果　患者脑电图、发作症状及 MRI 信息一致,癫痫发作起源定位于左侧半球。决定行保留功能区的左侧半球多脑叶离断术,术后癫痫发作控制良好。

■ 病例 7-2　半球损害病例 2

【病历摘要】

患者男性,6 岁。

1. 主诉　发作性肢体抽搐 2 年。

2. 现病史　2 年前无明显诱因出现右侧抽搐,持续 2~3 分钟不等,不伴有意识丧失,就诊于当地医院予以口服丙戊酸钠(每次 500mg,每天 2 次)和托吡酯(早 100mg、午 50mg、晚 100mg),控制尚可。近几个月发作频繁,表现为右侧肢体抽搐,有时继发全身抽搐,每个月发作 3~4 次。为接受手术治疗收入我院。

3. 既往史和家族史　无特殊。

4. 查体　未见异常。

5. 影像学检查　MRI 提示左侧大脑半球发育不良。

6. 脑电图检查　详见图 7-3 及图 7-4。

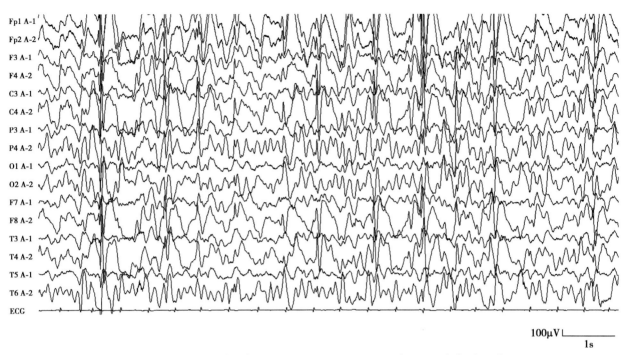

基本节律7Hz,右侧波幅高于左侧,右侧各导联(Fp2、F4、C4、P4、O2、F8、T4、T6)可见较多中、高幅棘慢波发放。

图7-3　头皮电极脑电图发作间期

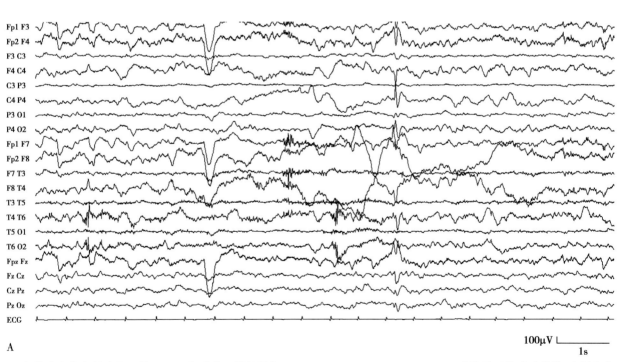

A

A. 发作前患者右侧卧位玩耍。EEG 表现为双侧额区(Fp1 F3、Fp2 F4、Fp1 F7、Fp2 F8、Fpz Fz)导联可见眼动伪差,右侧中央区(C4)导联棘波呈位相倒置、双侧额区(Fp1 F3、Fp2 F4、Fp1 F7、Fp2 F8、Fpz Fz)、右侧颞区(F8 T4、T4 T6)、顶区(P4)导联可见散在棘波。

图7-4　头皮电极脑电图发作期

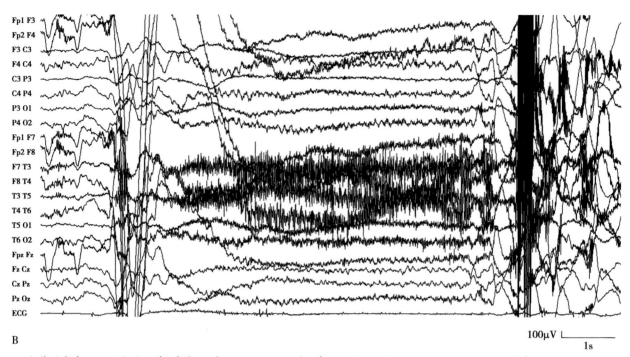

B

100μV └─────┘
1s

B. 发作时患者双上肢突然上举,外展、强直,双下肢屈曲抬起,身体左转至仰卧位,头转向右侧。EEG异常放电起源不明确,双侧颞区(F7 T3、F8 T4、T3 T5、T4 T6)导联较多肌电伪差,右侧中央区、顶区(F4 C4、C4 P4)导联可见少量6.0~7.0Hz θ 波。

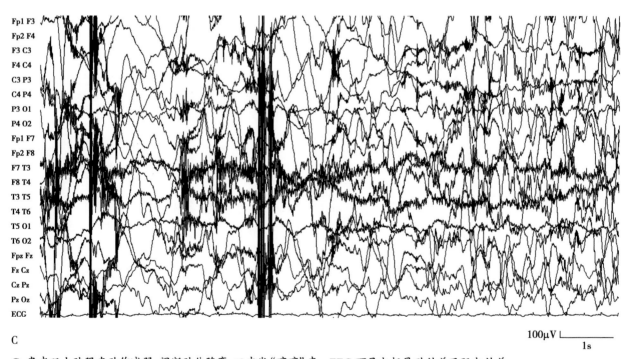

C

100μV └─────┘
1s

C. 患者双上肢强直动作减弱,间断肢体阵挛,口中发"哼哼"声。EEG可见电极晃动伪差及肌电伪差。

图 7-4(续) 头皮电极脑电图发作期

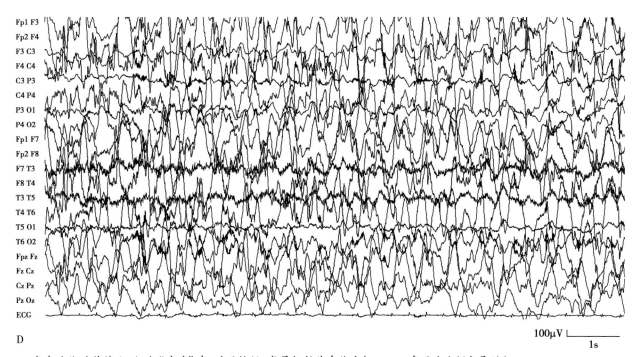

D

100μV

1s

D. 患者肢体动作停止，仍发"哼哼"声，呼吸较促，家属轻拍其身体安抚。EEG 表现为右侧各导联（Fp2 F4、F4 C4、C4 P4、P4 O2、Fp2 F8、F8 T4、T4 T6、T6 O2）及中线导联（Fpz Fz、Fz Cz、Cz Pz）较多不规则中高幅慢波，并混杂有电极晃动伪差。

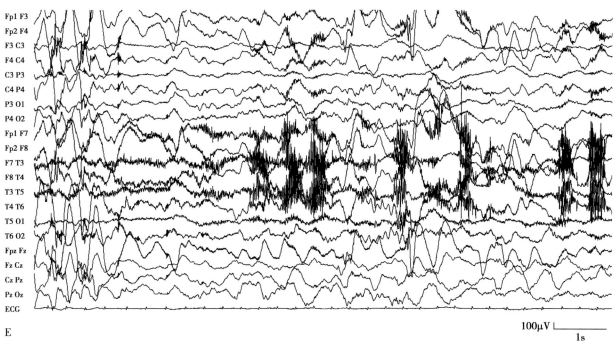

E

100μV

1s

E. 发作结束，患者恢复至右侧卧位。EEG 表现为右侧各导联（Fp2 F4、F4 C4、C4 P4、P4 O2、Fp2 F8、F8 T4、T4 T6、T6 O2）及中线导联（Fpz Fz、Cz Pz、Pz Oz）慢波节律，渐恢复至背景脑电图。

图 7-4（续）　头皮电极脑电图发作期

【病例点评】

1. 临床特点

(1) 发作特点:①患者 4 岁发病,病史 2 年。②惯常发作为右侧肢体抽搐。

(2) 影像学特点:MRI 提示左侧大脑半球发育不良。

(3) 脑电图特点:脑电图显示双侧基本节律存在,右侧波幅较左侧高;发作间期脑电图显示右侧较多导联出现广泛的高波棘慢波;发作期脑电图脑电起源不明确,右侧多导联慢波节律。

2. 诊疗策略和随访结果　脑电图表现与发作症状及 MRI 显示病变不一致,可能由于左侧大脑半球皮质萎缩,放电微弱,头皮脑电图不易检测到,而右侧异常放电可能由长期发作引起。根据习惯发作症状(右侧肢体抽搐)及影像学检查所见(左侧大脑半球明显广泛脑萎缩),癫痫发作定位于左侧半球起源。患者肢体活动大致正常,运动诱发电位及功能磁共振提示左侧半球功能存在。为控制癫痫发作,决定行保留功能区的左侧半球多脑叶离断术,术后癫痫发作控制良好,无肢体活动功能障碍。大脑半球广泛病变患者,脑电图异常往往比较弥散;如果病变侧萎缩严重可能导致异常放电不明显;由于长期癫痫发作,对侧半球可能出现频发异常放电,综上所述,定位诊断绝不可仅仅依靠脑电图异常放电而定位发作起源于 MRI 无病灶一侧。

■ 病例 7-3　半球损害病例 3

【病历摘要】

患者男性,19 岁。

1. 主诉　发作性左侧肢体抽搐 17 年。

2. 现病史　出生时难产窒息,2 岁出现左侧肢体抽搐,无意识丧失,持续几秒到几分钟不等。发作次数从每天数次到每个月 1~2 次不等。曾服卡马西平、硝西泮,但因副作用而停用。患者智力及运动功能发育迟缓,2 岁时会走路和说话,左侧上肢远端肌力为 4 级。

3. 影像学检查　MRI 提示右侧大脑半球发育异常。

4. 脑电图检查　详见图 7-5 及图 7-6。

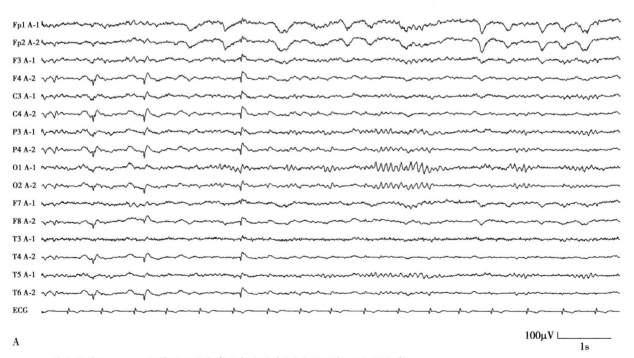

A

100μV └────
1s

A. EEG 基本节律 8.0Hz,双侧导联可见散在正相尖波(耳电极活化),以右侧为著。

图 7-5　头皮电极脑电图发作间期

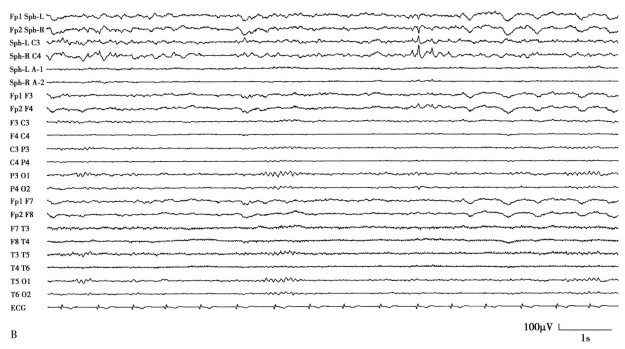

B

B. EEG 表现为右侧蝶骨电极导联（Sph-R）散在尖波发放。

图 7-5（续） 头皮电极脑电图发作间期

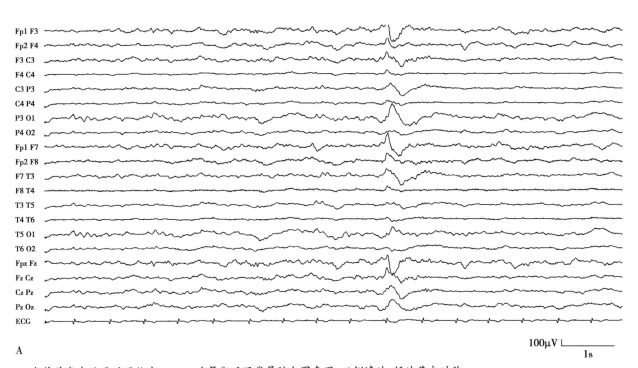

A

A. 发作前患者处于睡眠状态。EEG 为 II 期睡眠背景脑电图表现，双侧峰波、锤波基本对称。

图 7-6 头皮电极脑电图发作期

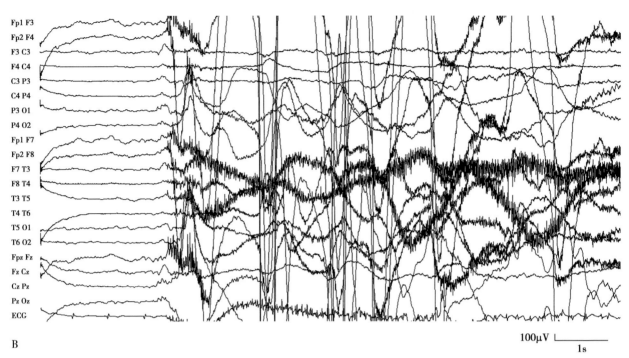

B

100μV └──────┘
1s

B. 发作时患者突然睁眼,表情痛苦,右上肢举起置于头部,左上肢屈曲阵挛,持续约15秒结束。发作前3秒EEG表现为
左侧额颞区(Fp1 F3、Fp1 F7、F7 T3、T3 T5、T5 O1)导联及额中线(Fpz Fz)导联低幅4.0~5.0Hzθ波活动,发作时各导联电
极晃动伪差,双侧额颞区(Fp1 F3、Fp2 F4、Fp1 F7、Fp2 F8、F7 T3、F8 T4、T3 T5、T4 T6)及额中线(Fpz Fz)导联明显肌电伪差。

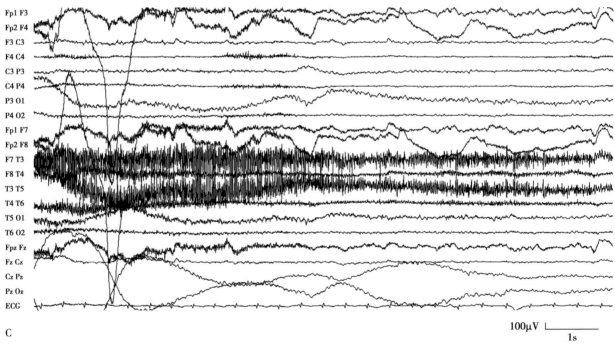

C

100μV └──────┘
1s

C. 患者发作结束。EEG渐恢复至清醒背景脑电图,双侧额颞区(Fp1 F3、Fp2 F4、Fp1 F7、Fp2 F8、F7 T3、F8 T4、T3 T5、T4
T6)及额中线(Fpz Fz)导联可见肌电伪差。

图 7-6(续)　头皮电极脑电图发作期

【病例点评】

1. 临床特点

(1) 病史特点:患儿2岁时起病,病史17年,出生时有窒息病史。

（2）发作特点：发作主要症状表现为左侧肢体阵挛，持续 10 余秒缓解。

（3）影像学特点：MRI 显示右侧大脑半球发育异常。

（4）脑电图特点：结合发作间期仅偶有尖波发放及发作期脑电图异常放电不明显，考虑因为右侧大脑半球广泛严重萎缩，皮质放电微弱，头皮脑电图不易监测到。

2. 诊疗策略和随访结果　根据发作症状及明显的 MRI 影像学表现，癫痫发作起源定位于右侧半球，故决定行右侧大脑半球切除术。术后癫痫发作消失，无新增肢体活动功能障碍。此病例发作期脑电图起始于左侧，病灶在右侧，主要依据 MRI 检查所示定位癫痫病灶。

病例 7-4　半球损害病例 4

【病历摘要】

患者女性，12 岁。

1. 主诉　发作性肢体抽搐 10 年

2. 现病史　患儿出生后 40 天颅内出血，1~5 岁常发热抽搐，5 岁以后无发热也有抽搐，表现为躯体向左侧扭转，头向左偏，双眼上视，左上肢强直，不伴有意识丧失，有时伴有全面强直阵挛发作，发作持续数秒到数分钟，发作频率不等。当地医院诊断为癫痫，用丙戊酰胺、丙戊酸钠治疗，效果不佳。9 岁后加用托吡酯（早 50mg，晚 100mg），合用丙戊酸钠（每次 200mg，每天 3 次），发作得以控制。3 年无发作，开始减药。丙戊酸钠减至每次 100mg，每天 3 次时再发，遂恢复至原剂量，但仍不能控制发作。入院时丙戊酸钠用量为早 250mg，晚 500mg；托吡酯用量为早 50mg，晚 100mg。每天发作 2~3 次，现发作形式同前，有时发作后会出现手麻或黑矇。

3. 查体　神清语利，左上肢及左面肌萎缩，左侧肢体感觉减退。

4. 影像学检查　MRI 示右侧大脑半球广泛病变。

5. 脑电图检查　详见图 7-7 及图 7-8。

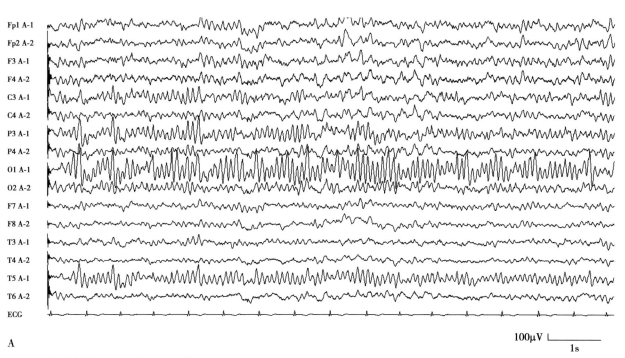

A. EEG 基本节律 10.0Hz，左侧波幅高于右侧。

图 7-7　头皮电极脑电图发作间期

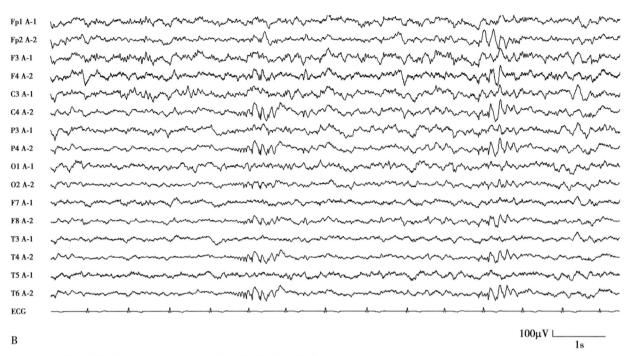

B

100μV
1s

B. EEG 右侧各导联（Fp2、F4、C4、P4、T4、T6）可见棘慢波、尖波。

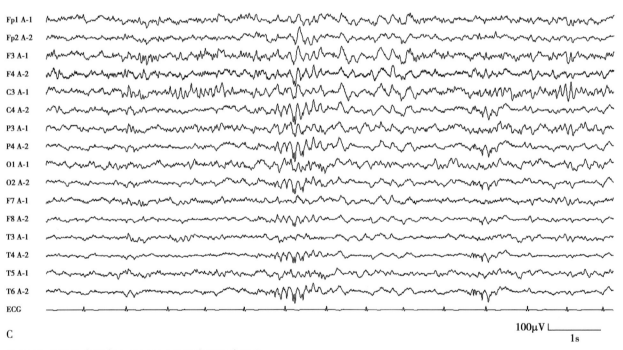

C

100μV
1s

C. EEG 右侧各导联（F4、C4、P4、T4、T6）可见棘慢波。

图 7-7（续）　头皮电极脑电图发作间期

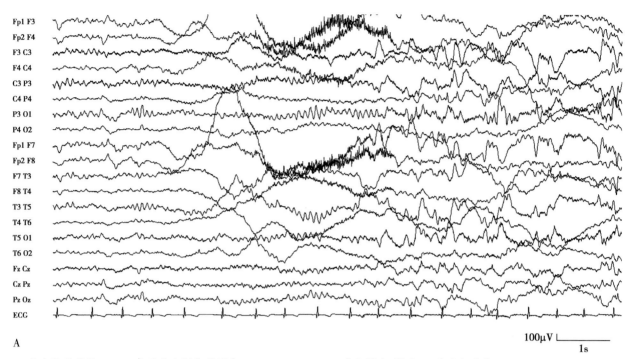

A. 患者取平卧位。EEG 表现为左侧各导联（Fp1、F3、C3、P3、T3、T5）尖慢波、慢波，以前头部为著。

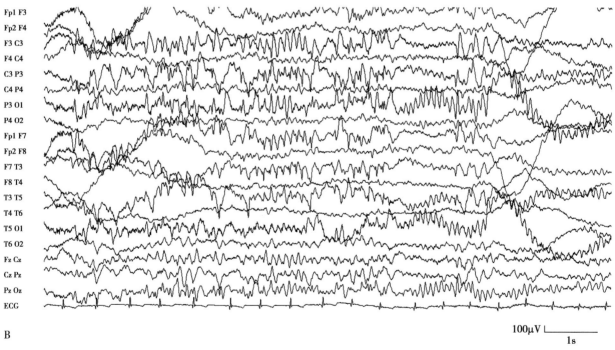

B. 患者双上肢上抬，继而左上肢阵挛。EEG 表现为左侧各导联尖波节律。

图 7-8　头皮电极脑电图发作期

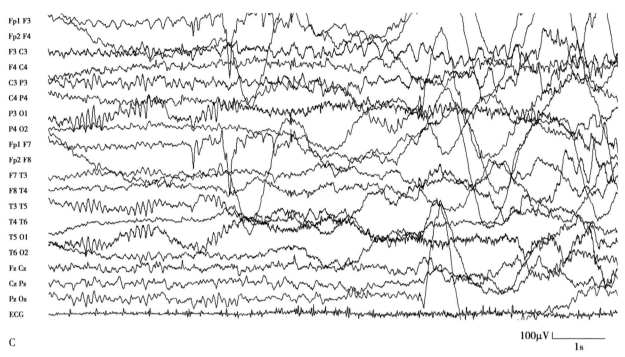

C

100μV ⌐_____
              1s

C. 患者左上肢阵挛,左下肢强直。EEG 表现为左侧中央区(C3)、顶区(P3)、颞区(T5)尖波节律,继而左侧中央区(C3)尖样慢波节律。

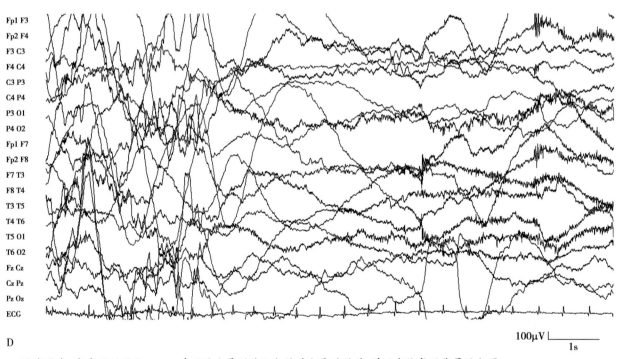

D

100μV ⌐_____
              1s

D. 阵挛结束,患者开始哭泣。EEG 表现为全导联伴肌电伪差和晃动伪差,并逐渐恢复至背景脑电图。

图 7-8(续)   头皮电极脑电图发作期

【病例点评】

1. 病例特点

(1) 病史特点:出生后 40 天出现颅内出血,随后出现癫痫发作。

(2) 发作特点:发作表现为躯体向左侧扭转,左上肢强直。

(3) 影像学特点:MRI 示右侧大脑半球广泛病变。

(4) 脑电图特点:发作间期脑电图为右侧各导联棘慢波、尖波。

2. 诊疗策略和随访结果　　MRI 示右侧大脑半球广泛病变,且发作症状、发作间期异常放电均与 MRI 检查结果一致。右侧大脑半球病变范围广泛,发作频繁,药物难以控制,且伴有左侧肢体及面部肌萎缩,诊断为右侧大脑半球病变引起癫痫,发作明确,行右侧大脑半球切除术。此类患者,诊断明确,癫痫发作与病变明显相关,应尽早手术治疗,对癫痫控制、肢体功能恢复及认知功能保护均有好处。术后随访 2 年,发作消失。

(杜　薇　张夏婷　张国君　倪端宇　魏　敏)

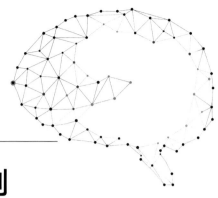

第八章

癫痫综合征病例

第一节　手术治疗癫痫综合征相关知识点

癫痫是一类以反复发作为特征的慢性神经系统疾病,临床具有多种病因和复杂多样的发作症状。把具有同一类病因和相似临床特征的癫痫称为癫痫综合征,诊断癫痫综合征的主要依据包括起病年龄、病因和发作类型。最常见的癫痫综合征有 West 综合征、Lennox-Gastaut 综合征和具有肌阵挛性发作的一类癫痫。多数的癫痫综合征因其病因复杂,多与遗传和代谢有关,是不考虑手术治疗的,然而少部分的癫痫综合征属于症状性癫痫综合征,可以考虑手术,包括癫痫性痉挛、具有肌阵挛发作的一类癫痫综合征、Rasmussen 脑炎、Sturge-Weber 综合征、结节性硬化、Lennox-Gastaut 综合征等。近年来,由于各种检查定位手段的增多,对癫痫的认识越来越深入,认为多数癫痫都是局灶性癫痫。

一、Sturge-Weber 综合征

Sturge-Weber 综合征,俗称脑面血管瘤病,主要表现为一侧面部红色血管痣及同侧脑面部血管瘤,面部血管瘤多位于一侧眼眶周围及额部,脑面血管瘤多位于软脑膜,以一侧的顶枕区多见,其下方皮质萎缩,常伴有钙化。临床上常有癫痫发作、智力受损及血管瘤对侧瘫,有时伴有青光眼。多数患者在出生后数月及数年内无异常,2~3 岁时出现高热惊厥和偏瘫。一侧面部血管瘤者 72% 有癫痫发作,双侧面部血管瘤者 93% 有癫痫发作。发作类型常为局灶性运动性发作,可继发全身强直阵挛发作。个别患儿表现为婴儿痉挛、肌阵挛和失张力发作。

脑电图显示背景不对称,病变部位局部电压降低,节律失调,并可有棘波发放。少数患者为多灶性棘波、高度失律或广泛的棘慢波、多棘慢波,常在枕区更突出,切除枕区可控制部分患者的发作,病变广泛的严重病例可在 1 岁内行早期半球切除术。

二、结节性硬化

结节性硬化(tuberous sclerosis complex,TSC)是一种常染色体显性遗传性疾病,可累及全身多个器官,其主要临床表现包括癫痫发作、智力低下和皮肤损害。TSC 患者 80%~90% 伴有癫痫发作,67% 发病年龄在 1 岁以内,80% 发病年龄在 3 岁以内。此外,约有 12% 的患者成年期开始癫痫发作,这表明 TSC 患者一生中均具有癫痫发作的高风险性。大多数患者脑电图显示异常,如弥漫性慢波、局灶性棘波或多灶性棘波。婴儿期 20%~30% 的患者可出现婴儿痉挛,但 70% 的患者脑电图没有高度失律的现象。TSC 患者 95%MRI 显示有多个结节,部分患者 MRI 上的皮质结节部位与发作期脑电图一致,然而部分患者二者信息不一致,手术成功的关键是明确致痫结节。通常顶叶或枕叶的皮质结节可能与婴儿痉挛发作密切相关。

三、Lennox-Gastaut 综合征

Lennox-Gastaut 综合征起病高峰年龄在 3~5 岁,主要的临床表现为多种形式的发作和智力发育迟缓。

常见的发作形式为强直发作、不典型失神、肌阵挛和失张力发作等。其中强直发作为 LGS 最具有特征性的发作,出现率为 92%。发作间期脑电图表现为慢于 2.5Hz 的慢尖慢波,睡眠期可见棘波节律爆发;强直发作期脑电图表现为为低幅快波节律或棘波节律。药物治疗效果不好。

第二节　手术治疗癫痫综合征病例

病例 8-1　Sturge-Weber 综合征病例 1

【病历摘要】

患者女性,25 岁。

1. **主诉**　发作性抽搐 24 年。

2. **现病史**　患者 24 年前(4 个月大时)发热时有抽搐,表现为头眼和身体左转,左侧肢体屈曲抽搐,随后发生左侧强直,呼之不应,每次持续 1~2 分钟。患者 5 年前开始多于睡眠中发作,左手强直,喉中发声,然后四肢强直、呼之不应,持续几分钟后摸索被子,发作完毕左侧肢体偏瘫几分钟。发作前有眼前闪光或黑矇,视野模糊(以左侧视野为著),发作后入眠,多在白天发作。曾服用卡马西平、苯妥英钠、苯巴比妥、丙戊酸钠治疗,效果不佳。患者出生后即有右侧面部血管瘤。

3. **生长发育史**　患者为足月顺产,右侧面部血管瘤,15 年前行注射凝固剂治疗后右眼视力下降,现失明,2 年前行右侧前额植皮术。

4. **查体**　右眼失明,左眼视力 0.12。视野检查示左眼中心和周边均有大量暗点。左上肢肌力稍差,左侧病理征(+)。

5. **影像学检查**

(1) CT 提示右侧颞叶、枕叶钙化灶。

(2) MRI 提示右侧大脑半球弥漫性萎缩。

6. **脑电图检查**　详见图 8-1 及图 8-2。

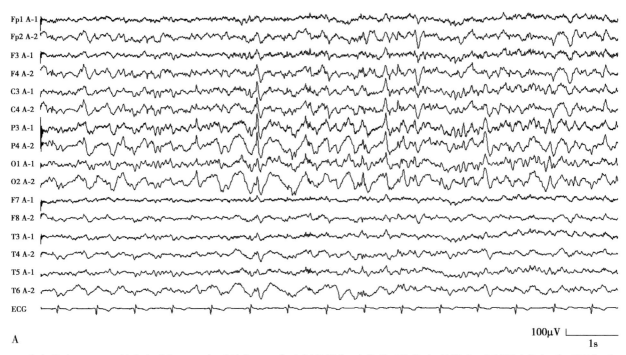

A. 基本节律 10Hz;双侧中央区(C3、C4)、顶区(P3、P4),右侧枕区(O2)导联可见棘波、棘慢波;右侧颞后部(T6)、顶区(P4)、枕区(O2)导联多发中、高幅 2~3Hz 慢波节律。

图 8-1　头皮电极脑电图发作间期

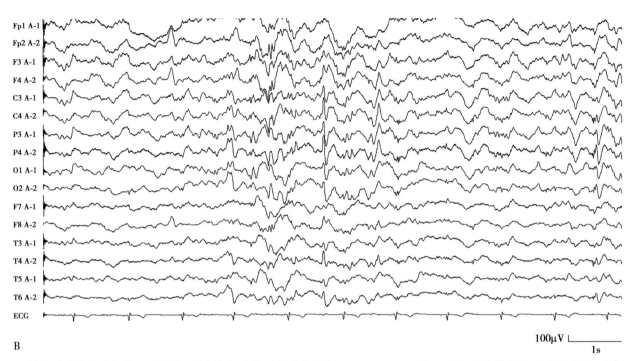

B

100μV

1s

B. Ⅱ期睡眠背景脑电图,双侧峰波、锤波基本对称,右侧各导联(Fp2、F4、C4、P4、O2、F8、T4、T6)棘慢波、尖慢波发放,以中央区(C4)、顶区(P4)、颞后区(T4、T6)导联为著。

图 8-1(续)　头皮电极脑电图发作间期

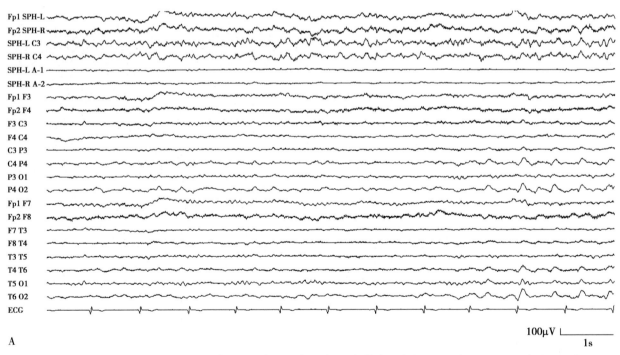

A

100μV

1s

A. 发作前患者右侧卧位,睡眠状态。EEG 表现为Ⅰ期 α 波解体表现,发作前 3 秒右侧顶区(C4 P4、P4 O2)、颞后区(T4 T6、T6 O2)导联可见 2.0~3.0Hz 慢波。

图 8-2　头皮电极脑电图发作期

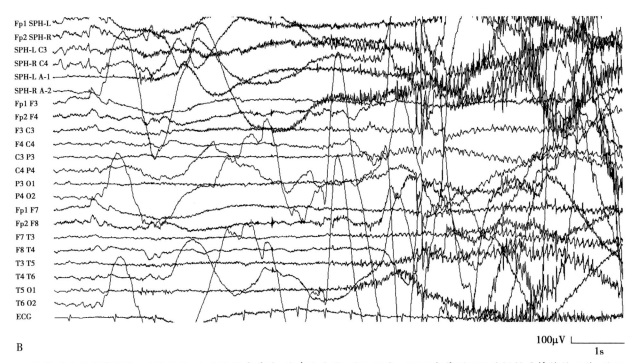

B

100μV └──┘
1s

B. 发作时患者突然睁眼,双眼左视,左上肢强直外展,伴身体左转,呼之不应。EEG 各导联可见波幅低平持续约 6 秒,继而左侧中央区(F3 C3)、顶区(C3 P3)导联出现 8.0~9.0Hz 的电活动,伴双侧额颞部肌电伪差,右侧枕区(P4 O2、T6 O2)导联晃动伪差。

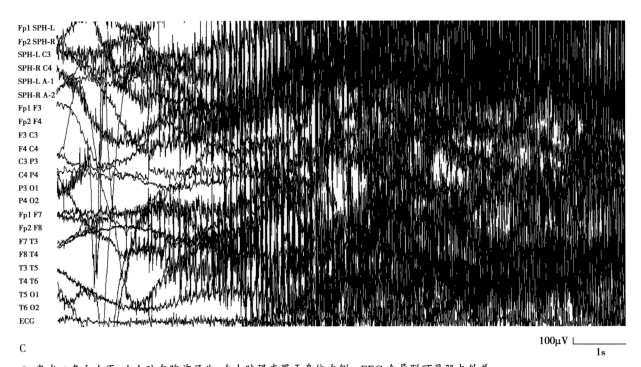

C

100μV └──┘
1s

C. 患者口角向左歪,右上肢在胸前屈曲,左上肢强直置于身体左侧。EEG 全导联可见肌电伪差。

图 8-2(续)　头皮电极脑电图发作期

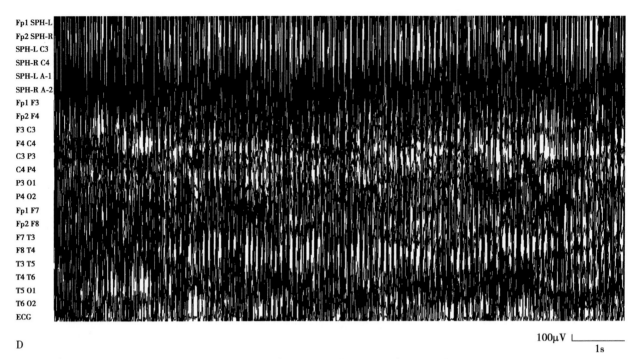

D

100μV
1s

D. 患者身体缓慢转向右侧，右上肢伸展，四肢强直阵挛。EEG 全导联可见混杂肌电伪差。

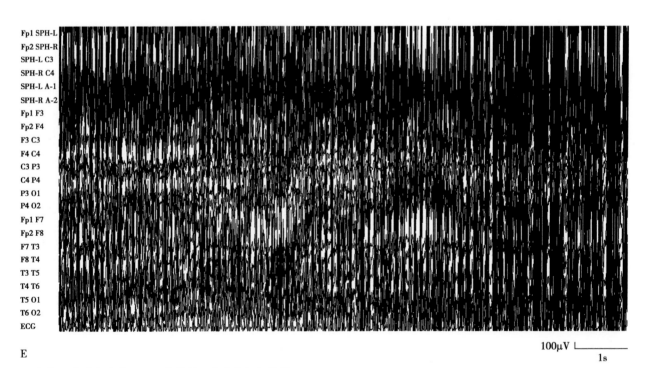

E

100μV
1s

E. 患者四肢强直阵挛。EEG 全导联可见混杂肌电伪差。

图 8-2(续)　头皮电极脑电图发作期

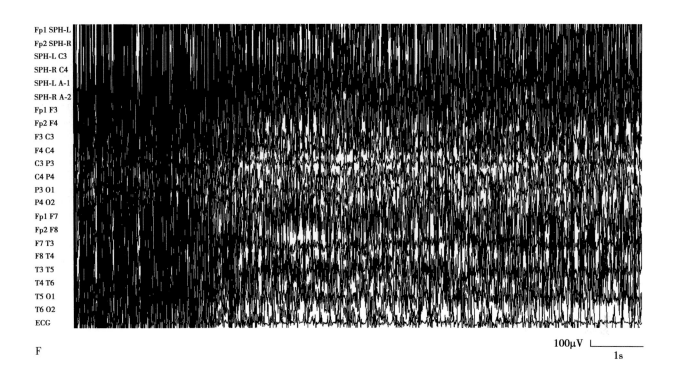

Fp1 SPH-L
Fp2 SPH-R
SPH-L C3
SPH-R C4
SPH-L A-1
SPH-R A-2
Fp1 F3
Fp2 F4
F3 C3
F4 C4
C3 P3
C4 P4
P3 O1
P4 O2
Fp1 F7
Fp2 F8
F7 T3
F8 T4
T3 T5
T4 T6
T5 O1
T6 O2
ECG

F

100μV
1s

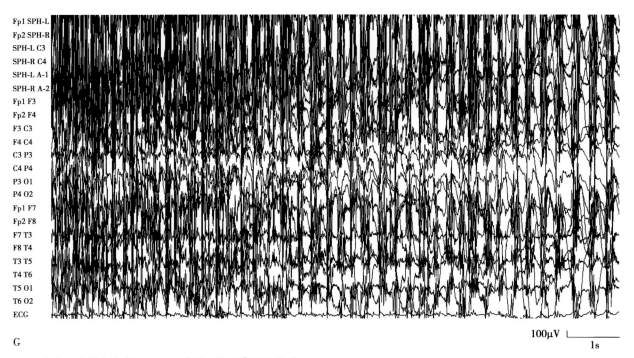

Fp1 SPH-L
Fp2 SPH-R
SPH-L C3
SPH-R C4
SPH-L A-1
SPH-R A-2
Fp1 F3
Fp2 F4
F3 C3
F4 C4
C3 P3
C4 P4
P3 O1
P4 O2
Fp1 F7
Fp2 F8
F7 T3
F8 T4
T3 T5
T4 T6
T5 O1
T6 O2
ECG

G

100μV
1s

F、G. 患者四肢强直阵挛。EEG 全导联可见混杂肌电伪差。

图 8-2(续) 头皮电极脑电图发作期

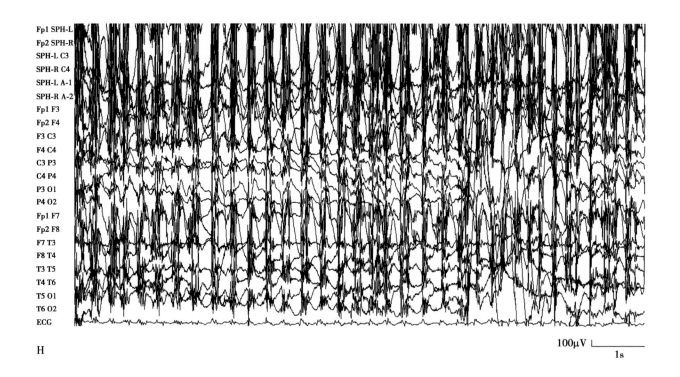

H

100μV
1s

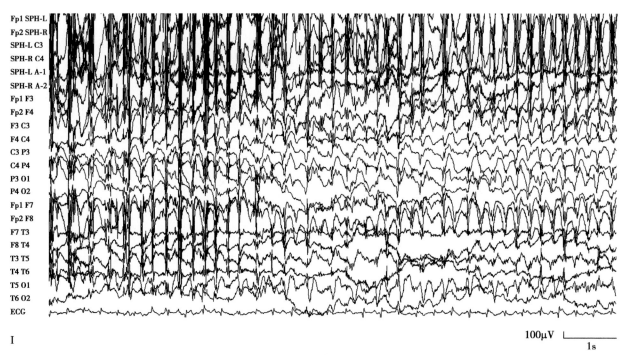

I

100μV
1s

H、I. 患者肢体逐渐放松，阵挛缓慢停止，喘息粗重、流涎。EEG 表现为双侧导联 4.0Hz 棘慢波节律性发放，左侧波幅略高于右侧。

图 8-2（续）　头皮电极脑电图发作期

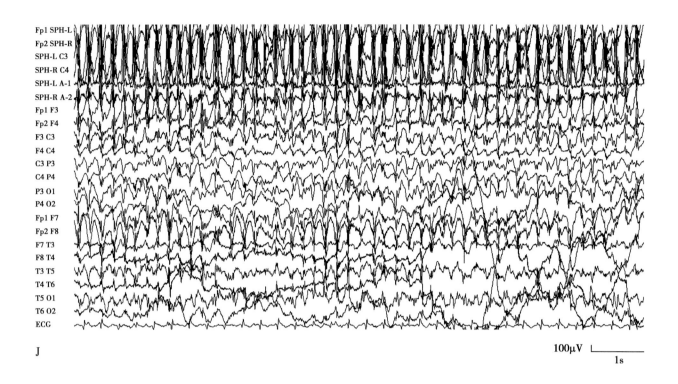

J

100μV

1s

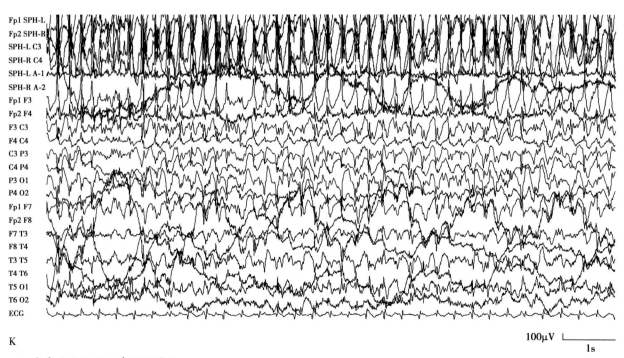

K

100μV

1s

J、K. 患者症状及 EEG 表现同图 H。

图 8-2(续) 头皮电极脑电图发作期

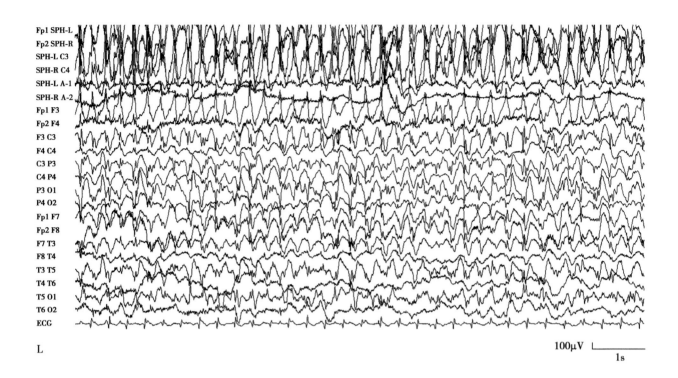

L

100μV

1s

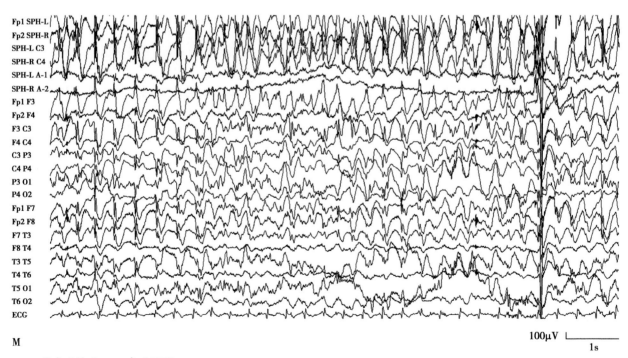

M

100μV

1s

L、M. 患者症状及 EEG 表现同图 H。

图 8-2(续)　头皮电极脑电图发作期

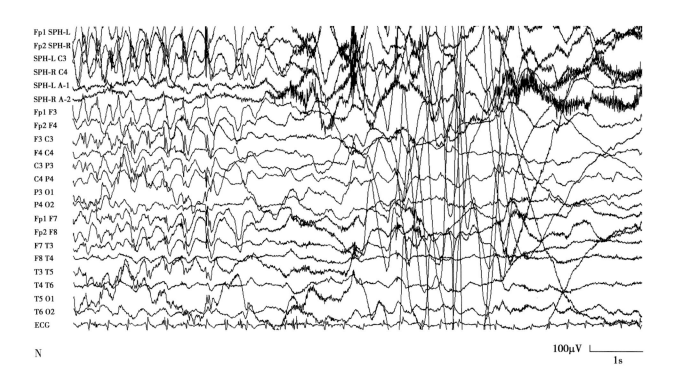

N

100μV
1s

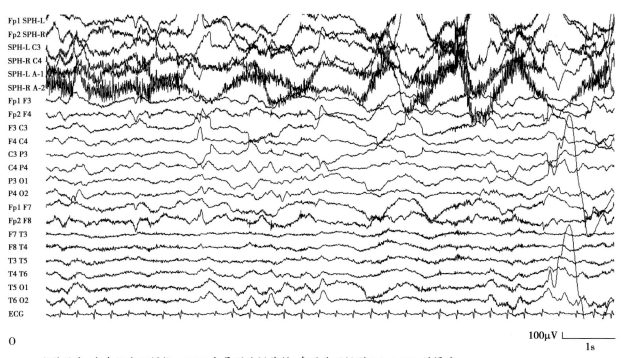

O

100μV
1s

N、O. 发作结束，患者仍意识模糊。EEG 各导联波幅降低，表现为不规则 2.0~4.0Hz 的慢波。

图 8-2（续）　头皮电极脑电图发作期

【病例点评】

1. 病例特点

（1）患者自幼发病，近 5 年加重，用各种药物治疗效果不好。

（2）查体右侧面部血管瘤。

（3）CT 提示右侧颞叶、枕叶钙化灶；MRI 提示右侧大脑半球弥漫性萎缩。

（4）发作间期 EEG 示右侧导联较多的慢波、尖慢波，以右侧顶区、颞后部为著。

（5）发作症状表现为头向左转，双眼左视，后期左侧口角抽搐伴左上肢阵挛抽搐，同步脑电图记录也提示为右侧起源。

2. 诊疗策略和随访结果　临床症状、发作间期和发作期 EEG 与 CT 和 MRI 显示的结构异常均一致，可以直接手术。行右侧功能半球手术。术后随访 2 年，发作消失。

病例 8-2　Sturge-Weber 综合征病例 2

【病历摘要】

患者女性，14 岁。

1. 主诉　发作性的意识丧失 5 个月，发作性四肢抽搐 2 个月。

2. 现病史　5 个月前于睡眠中突然大叫一声，意识丧失，双眼左视，头向左转，口角左偏，无肢体抽搐，持续约 10 分钟后结束。4 个月前于上课时，突然出现幻觉（具体不详），随之头眼左偏，四肢发软，4~5 分钟后缓解。1 个月前突然出现思维混乱，随之意识丧失，头眼左偏，约 1 分钟经皮缓解。每个月发作 1 次，外院 CT 示右前额叶钙化灶。

3. 查体　右侧面部血管瘤，神经系统查体未见异常。

4. 影像学检查

（1）MRI 提示右侧额叶皮质异常信号。

（2）CT 提示右侧额叶钙化可能性大。

5. 脑电图检查　详见图 8-3 及图 8-4。

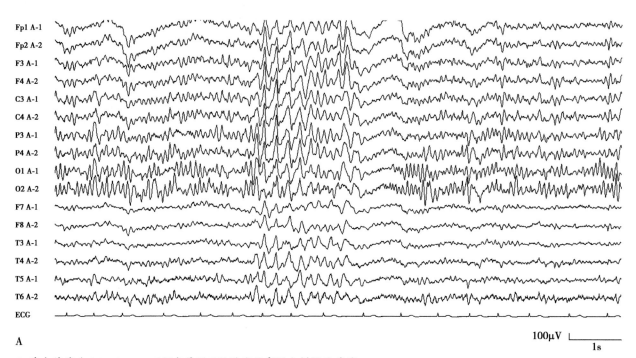

A

100μV

1s

A. 基本节律为 9.0~10.0Hz，双侧各导联可见阵发性高幅尖样慢波节律。

图 8-3　头皮电极脑电图发作间期

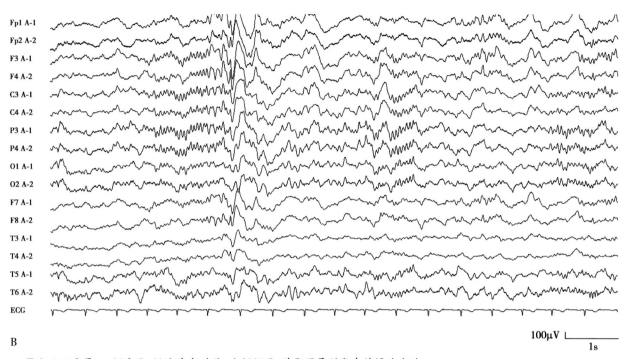

100μV
1s

B

B. Ⅱ期睡眠背景,双侧峰波、锤波基本对称,右侧额区、前颞区导联散在棘慢波发放。

图 8-3(续)　头皮电极脑电图发作间期

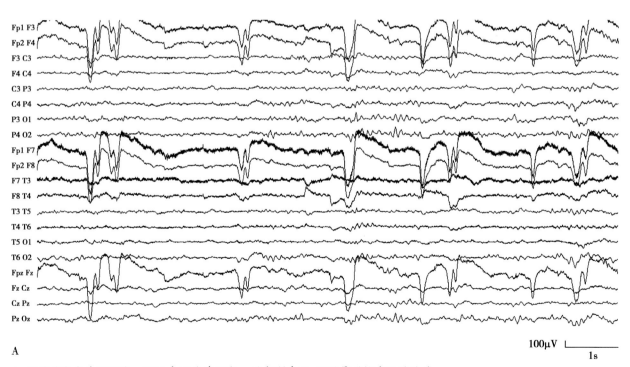

100μV
1s

A

A. 发作前患者清醒仰卧。EEG 表现为清醒期 α 波抑制表现,额区导联较多眼动伪差。

图 8-4　头皮电极脑电图发作期

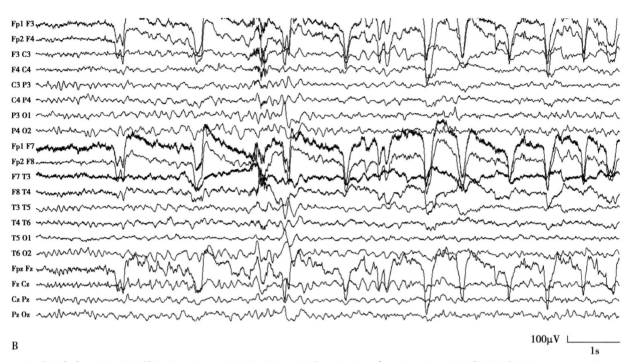

100μV └────
　　　　1s

B

B. 发作时患者双侧眼球频繁向左上及右上方转动,伴眼睑快速眨动。EEG表现为双侧枕颞区导联较多低幅5.0~6.0Hz慢波,
　　双侧额区导联大量眼动伪差。

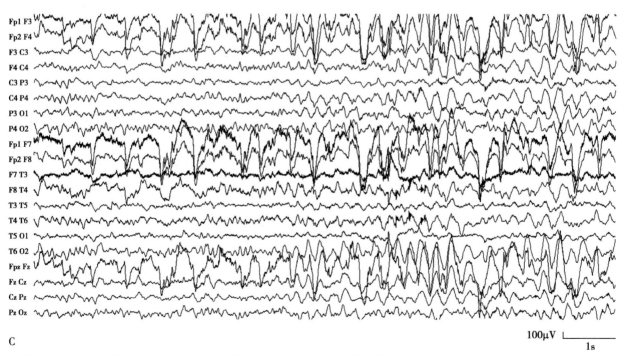

100μV └────
　　　　1s

C

C. 患者双侧眼睑快速眨动,问话不答。EEG表现为双侧慢波波幅逐渐增高,右侧波幅高于左侧;双侧额区导联可见高幅
　　3.5~4.0Hz慢波、棘慢波节律。

图 8-4(续)　头皮电极脑电图发作期

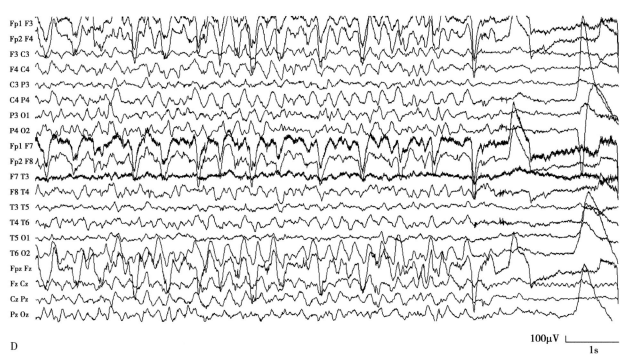

D

D. 患者症状及 EEG 表现同图 C。

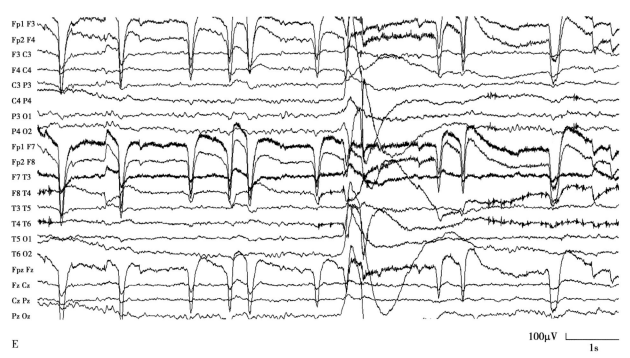

E

E. 发作结束，患者意识恢复。EEG 恢复至清醒期背景脑电图。

图 8-4(续)　头皮电极脑电图发作期

【病例点评】

1. 病例特点

(1) 病程较短，发作频繁，头左转、口角左抽，双眼不断的向左和右上方转动的局灶发作。

(2) 右面部血管瘤。

(3) CT 和 MRI 均提示右侧额叶皮质病灶。

（4）发作间期 EEG 表现为双侧额区为主的尖样慢波节律,有时向全导联扩展;发作期 EEG 表现为双侧额区的慢波和棘慢波节律性发放。

2. 诊疗策略和随访结果　本例患者发作症状、EEG 表现和 MRI 定位信息一致。行右侧额区癫痫病灶切除术。术后随访 1 年,发作消失。本例患者头颅影像结构异常对癫痫病灶定位起着不可替代的作用。

■ 病例 8-3　结节性硬化病例

【病历摘要】

患者男性,15 岁。

1. 主诉　反复发作性意识不清伴四肢抽搐 10 年。

2. 现病史　10 年前出现发作性意识丧失,四肢抽搐。发作反复出现,具有刻板性,多于睡眠中发作。近 4 年来有右手麻木先兆,继之四肢抽搐,每天 4~7 次。目前发作多表现为右手渐发展至右上臂麻木后右手抽搐,意识清楚,持续时间为 1~2 分钟。服用丙戊酸钠,每次 400mg,每天 2 次;氯硝西泮,每天 1mg,每晚 1 次。

3. 查体　神清,言语欠流利,右手活动少,左利手,右手辨别觉减退,右手肌力 5⁻ 级,右手指鼻欠稳准,余肢体肌力 5 级。病理征阴性,右眼视力差。

4. 神经心理检查　VIQ<43,PIQ=45,FIQ=37,中度智力障碍,精神发育迟滞。

5. 影像学检查

（1）CT 提示左侧顶叶钙化灶。

（2）MRI 提示双侧侧脑室边缘可见多发小斑片状异常信号,左侧顶叶及颞叶脑回可见异常信号。

（3）SPECT 提示全脑皮质血流灌注欠佳伴多发性灌注减低。

6. 脑电图检查　详见图 8-5~ 图 8-9。

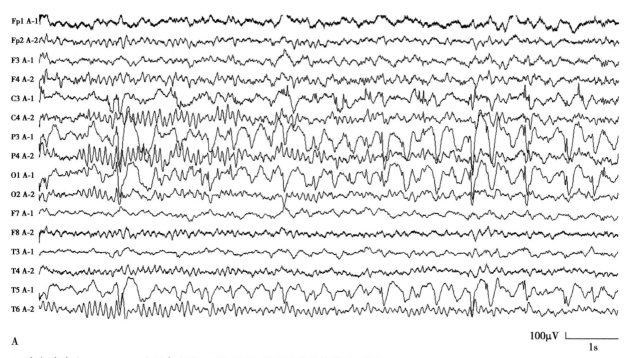

A

100μV

1s

A. 基本节律为 8.0~9.0Hz,左侧中央区、顶区、枕区、颞后区导联棘慢波、慢波。

图 8-5　头皮电极脑电图发作间期

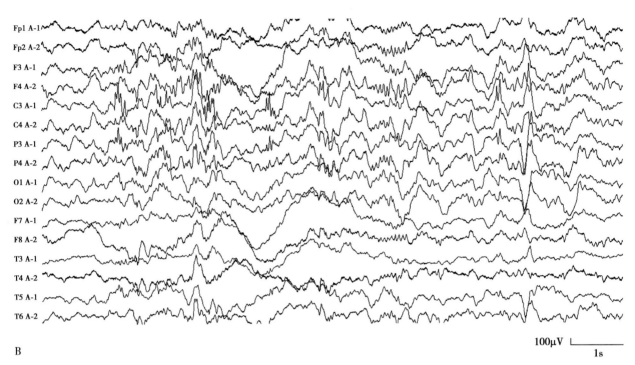

100μV └_____
　　　　　1s

B

B. Ⅱ期睡眠脑电图,左侧中央区、顶区导联较多棘波、多棘波发放。

图 8-5(续)　头皮电极脑电图发作间期

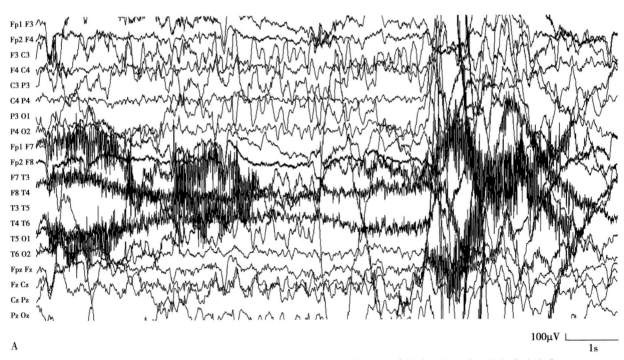

100μV └_____
　　　　　1s

A

A. 发作前患者清醒仰卧,与家属说笑。EEG 在清醒期背景脑电图的基础上混有较多肌电伪差及电极晃动伪差。

图 8-6　头皮电极脑电图发作期

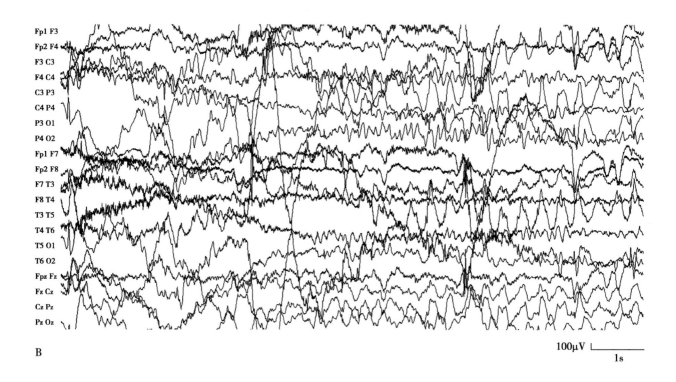

Fp1 F3
Fp2 F4
F3 C3
F4 C4
C3 P3
C4 P4
P3 O1
P4 O2
Fp1 F7
Fp2 F8
F7 T3
F8 T4
T3 T5
T4 T6
T5 O1
T6 O2
Fpz Fz
Fz Cz
Cz Pz
Pz Oz

B

100μV
1s

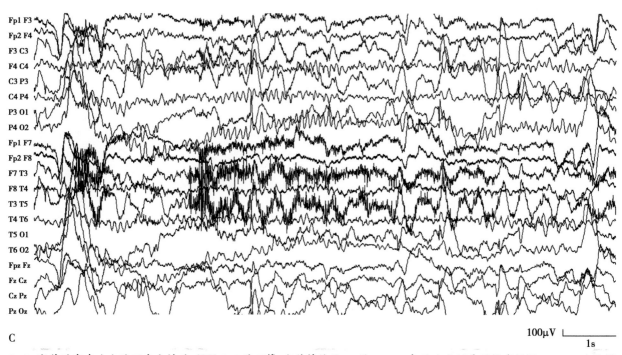

Fp1 F3
Fp2 F4
F3 C3
F4 C4
C3 P3
C4 P4
P3 O1
P4 O2
Fp1 F7
Fp2 F8
F7 T3
F8 T4
T3 T5
T4 T6
T5 O1
T6 O2
Fpz Fz
Fz Cz
Cz Pz
Pz Oz

C

100μV
1s

B、C. 发作时患者右上肢不自主抖动,间隔 1~5 秒不等,发作持续约 50 秒。EEG 表现为左侧导联较多低幅 3.0~4.0Hz 的慢波节律,以中央区、顶区、颞后区为著,左侧中央区导联可见散在尖波,各导联仍可见肌电伪差及电极晃动伪差。

图 8-6(续)　头皮电极脑电图发作期

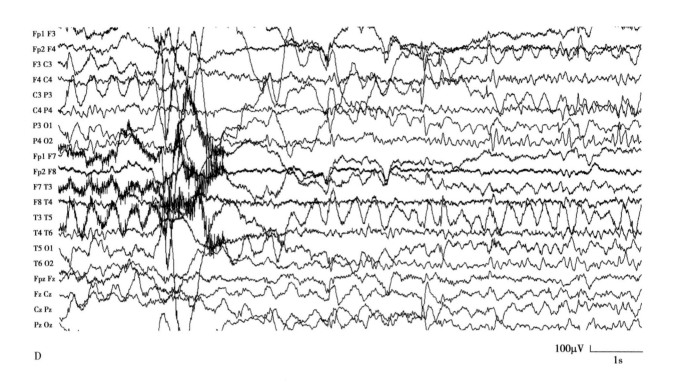

D

100μV

1s

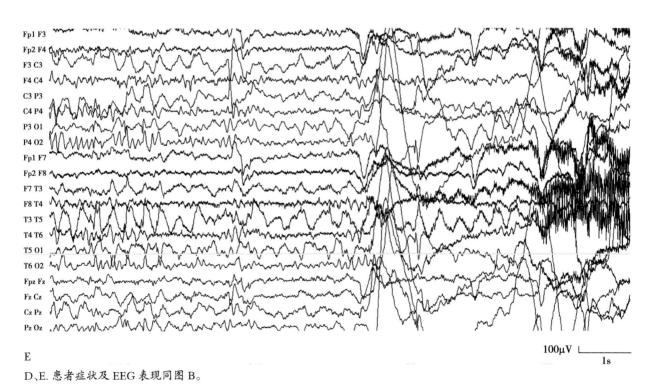

E

D、E. 患者症状及 EEG 表现同图 B。

图 8-6(续) 头皮电极脑电图发作期

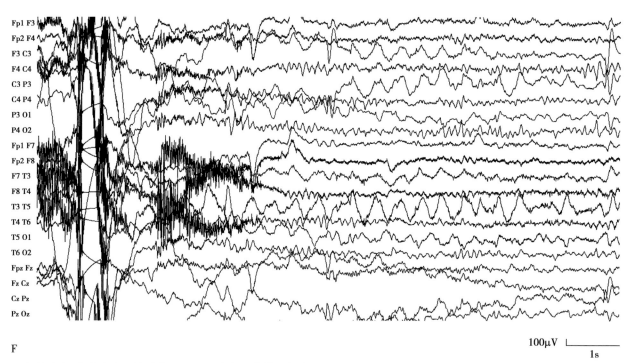

F

100μV
1s

F. 发作结束，患者右上肢抖动停止。EEG 恢复至背景脑电图。

图 8-6（续）　头皮电极脑电图发作期

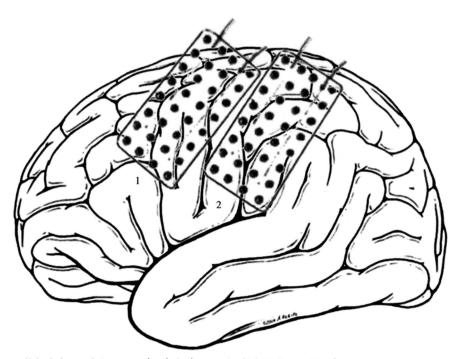

格栅电极 1：左侧额后区部、中央前回 32 点；格栅电极 2：左侧中央后回、顶区 32 点。

图 8-7　颅内电极排列

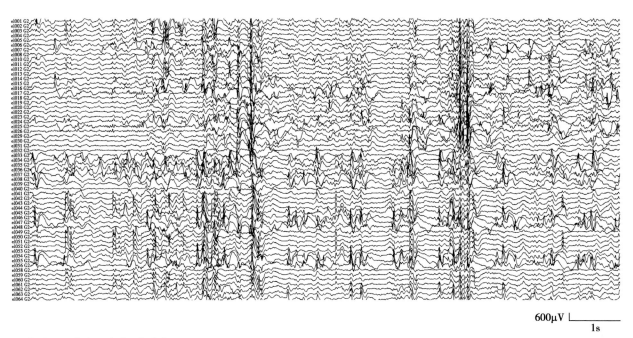

600μV

1s

全导联可见弥漫性棘波、棘慢波。

图 8-8　颅内电极脑电图发作间期

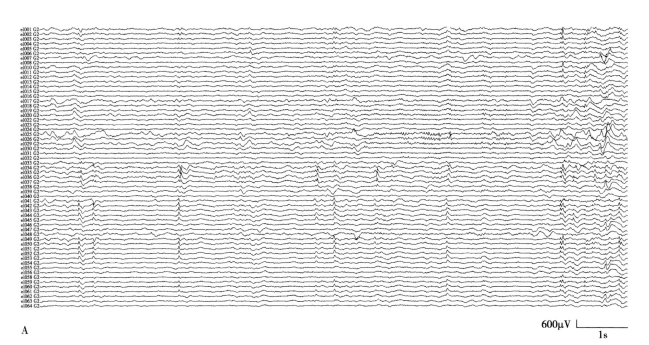

A

600μV

1s

A. IEEG 表现为左侧额后区、中央前回（电极点 el025、el026、el029、el030）可见低幅快波节律，继而左侧额后区、中央前回（电极点 el025、el026、el029、el030）出现慢波节律，左侧中央后回、顶区（电极点 el034~037、el041~045、el049~053、el058~061）尖波。

图 8-9　颅内电极脑电图发作期

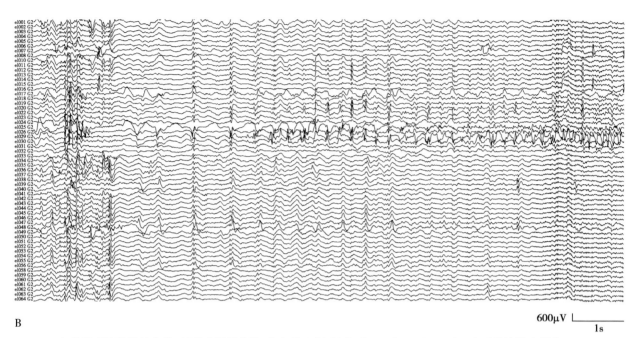

600μV

1s

B

B. IEEG 全导联可见阵发性尖波,继而左侧额后区、中央前回(电极点 el025、el026、el029、el030)可见棘慢波节律。

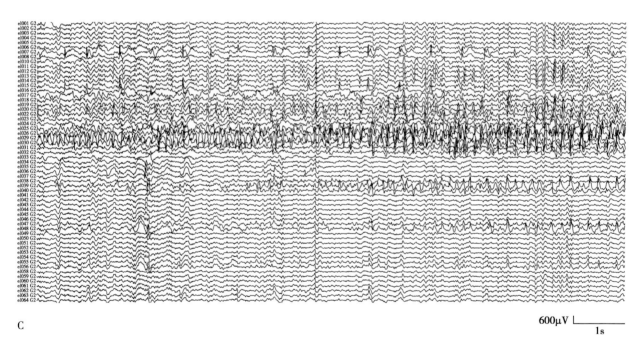

600μV

1s

C

C. IEEG 表现为左侧额后区、中央前回(电极点 el007、el008、el015、el016)可见周期性尖波,左侧额后区、中央前回(电极点 el019~023、el025、el026、el029、el030)、中央后回顶区(电极点 el039、el040)可见棘慢波节律,中央后回、顶区(电极点 el047、el048)可见尖波节律。

图 8-9(续)　颅内电极脑电图发作期

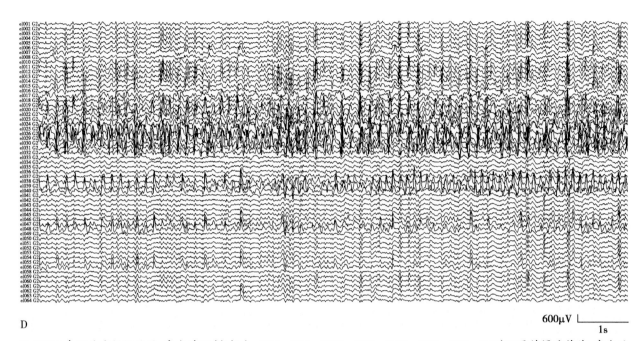

D

600μV
1s

D. IEEG 表现为左侧额后区、中央前回（电极点 el019、el020、el022、el023、el025、el026、el029、el030）可见棘慢波节律，中央后回、顶区（电极点 el039、el040、el047、el048）可见节律性棘波。

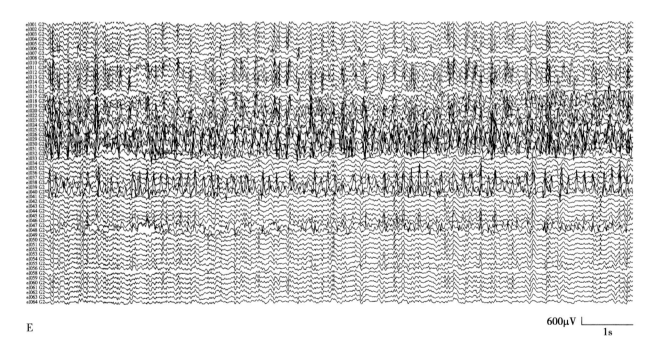

E

600μV
1s

E. 患者处于睡眠状态，卧位，转醒后头缓慢向右转，右下肢强直。IEEG 表现同图 D。

图 8-9（续） 颅内电极脑电图发作期

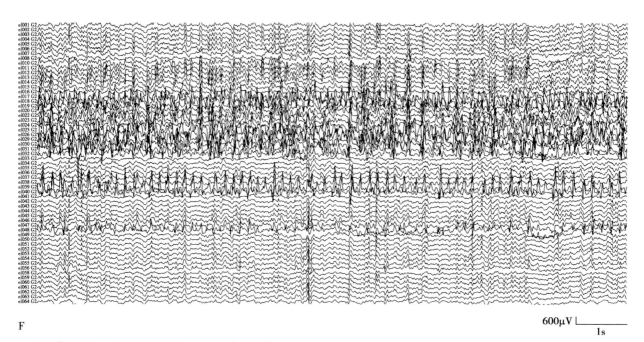

F

600μV └─────
              1s

F. 患者身体右转,右下肢明显强直。IEEG 表现同图 D。

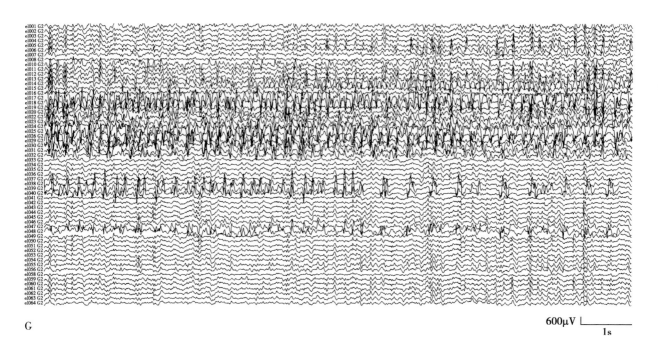

G

600μV └─────
              1s

G. 患者全身强直阵挛发作。IEEG 表现为左侧额后区、中央前回可见棘慢波节律。

图 8-9(续) 颅内电极脑电图发作期

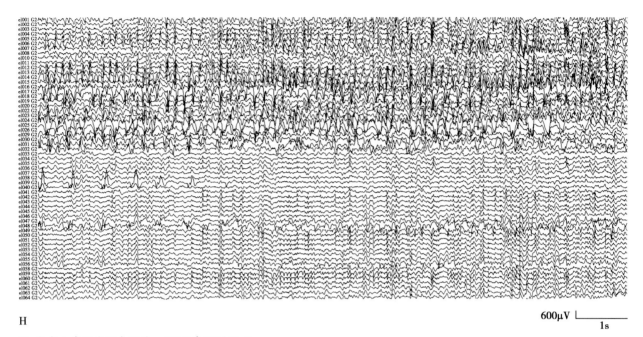

H

600μV └─────
          1s

H. 患者全身强直阵挛发作。IEEG 表现同图 G。

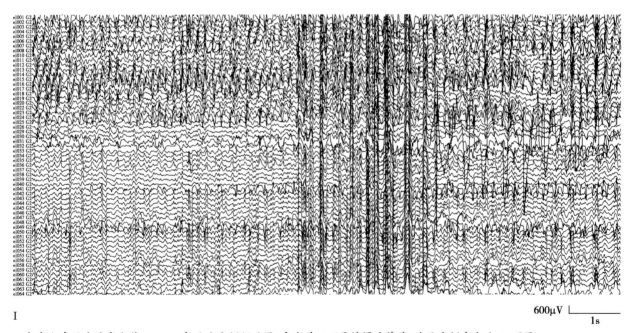

I

600μV └─────
          1s

I. 患者全身强直阵挛发作。IEEG 表现为左侧额后区、中央前回可见棘慢波节律,波及左侧中央后回、顶区。

图 8-9(续) 颅内电极脑电图发作期

【病例点评】

1. 病例特点

(1) 病史特点:癫痫发作 10 年。

(2) 脑电图特点:发作间期脑电图示左侧中央区、顶区、枕区、颞后区导联为主的棘慢波、慢波节律。

(3) 发作特点:先兆为右手麻木,发作症状为右上肢抽搐,同步 EEG 记录为左侧中央区、顶区、颞后区慢波节律。

(4) 影像学特点:CT 和 MRI 发现颅内多发钙化和左侧顶叶、颞叶皮质异常信号。

2. 诊疗策略和随访结果　癫痫病灶在左侧中央区附近,为避免伤及运动功能,在左侧额后区部、额顶部埋置格栅电极,术后用皮质电刺激的方法,确定运动功能与癫痫病灶的关系,然后行癫痫病灶切除术,术中行左侧中央后回皮质切除术。术后随访 2 年,发作消失。MRI 显示多个病灶,通过症状和 EEG分析找到责任病灶,又通过皮质电刺激避开功能区切除,是手术成功的关键。

■ 病例 8-4　Lennox-Gastaut 综合征病例

【病历摘要】

患者男性,17 岁。

1. 主诉　发作性抽搐伴意识障碍 8 年。

2. 现病史　8 年前患者无诱因突然出现双眼上翻,意识丧失,口吐白沫,四肢强直阵挛,约 3 分钟后结束。此后反复发作,有时表现为愣神发作。服用苯妥英钠和硝西泮治疗,效果欠佳,每 1~2 周发作 1 次。入院前 4年开始口服丙戊酸钠和卡马西平治疗,仍然频繁发作,每天发作 7~8 次。期间多次调整药物仍不能控制发作。

3. 既往史和家族史　均无异常。

4. 神经系统查体　无阳性体征。

5. 影像学检查　MRI 提示左侧海马萎缩。

6. 脑电图检查　详见图 8-10 及图 8-11。

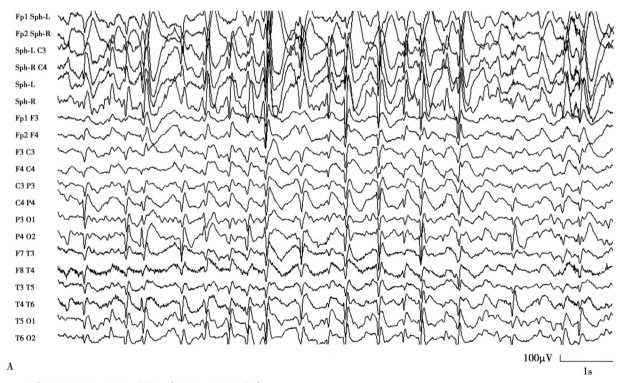

A

100μV

1s

A. 全导联可见 2.0~3.0Hz 的慢 - 棘慢波,以右侧为著。

图 8-10　头皮电极脑电图发作间期

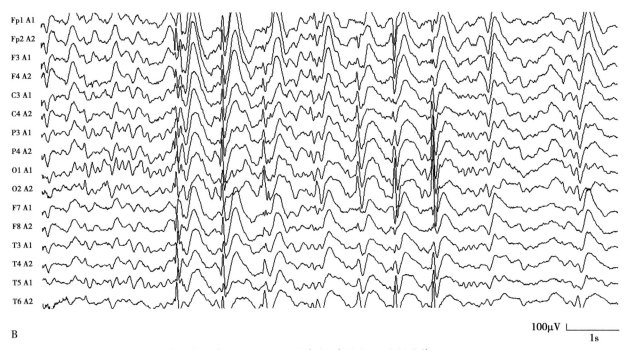

B

100μV
1s

B. 患者处于睡眠状态。EEG 全导联出现高幅 1.5~2.5Hz 的棘波、棘慢波,以右侧为著。

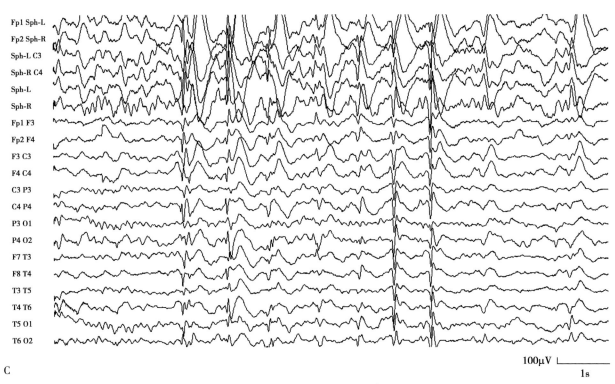

C

100μV
1s

C. 患者处于睡眠状态。EEG 双极导联显示广泛性棘波、棘慢波,以右侧为著。

图 8-10(续) 头皮电极脑电图发作间期

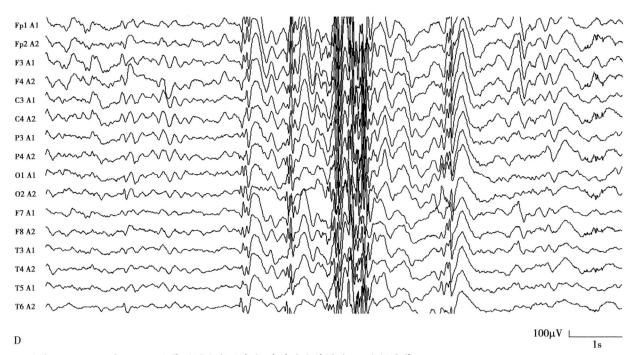

100μV
1s

D

D. 患者处于睡眠状态。EEG全导联爆发出现棘波、多棘波和棘慢波,以右侧为著。

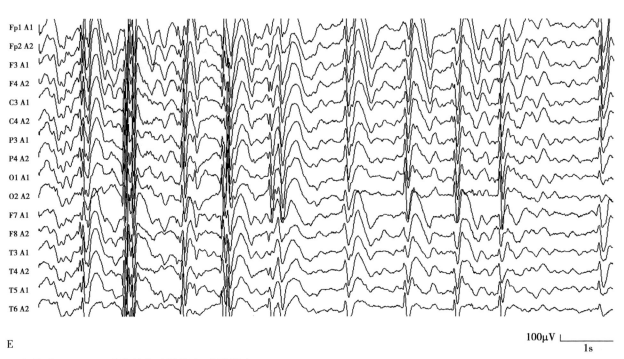

100μV
1s

E

E. 全导联1.0~1.2Hz周期性发放棘慢波、多棘慢波。

图 8-10(续) 头皮电极脑电图发作间期

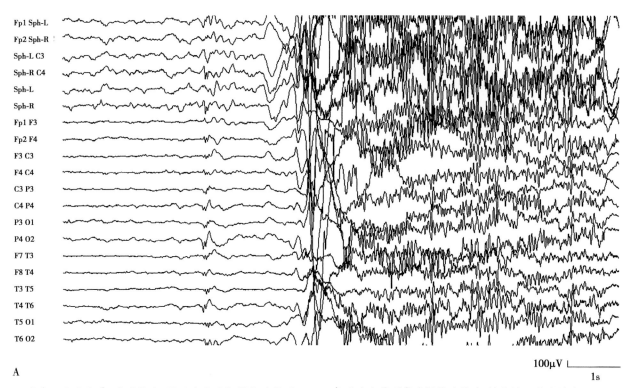

A

100μV
1s

A. 患者双上肢上举,睁眼抬头,继而左上肢轻微抽动数下。EEG表现为全导联高波幅棘波节律,持续约6秒后结束。

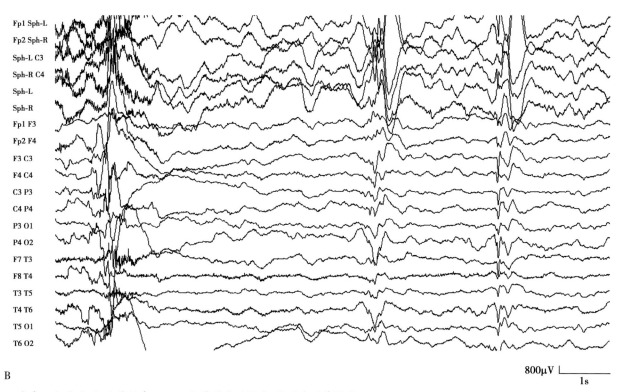

B

800μV
1s

B. 患者双上肢放下,发作结束。EEG全导联出现慢波,继而出现棘慢波。

图 8-11 头皮电极脑电图发作期

【病例点评】

1. 病例特点

(1) 儿童期发病。

(2) 发作间期 EEG 表现为全导联慢 - 棘慢波节律。

(3) 强直发作为主的多种发作;强直发作时 EEG 为全导联棘波节律,持续约 6 秒。

2. 诊疗策略和随访结果　该患者被诊断为 Lennox-Gaustaut 综合征,发作频繁、多种药物治疗效果不好,手术治疗愿望迫切。仔细分析其发作症状,可见患者发作时双上肢动作不对称,左侧肢体有轻微的阵挛,故行右侧额叶局部切除术,但手术效果欠佳,埋置颅内电极进一步精准定位癫痫灶后再进行切除手术也许可以取得较好的效果。

(李莉萍　刘　静　杜　薇　张夏婷　徐翠萍　倪端宇　孙　莹)

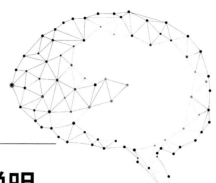

附录 1

关于本书的几点说明

关于本书的几点说明如下。

1. 本图谱脑电图采集时用到的脑电图仪器有：意大利 Micromed 脑电图仪、美国 Grass 脑电图仪、北京云深科技有限公司的 PN-Net 脑电图仪。

2. 头皮脑电图导联排列有耳电极为参考的单极导联和双极导联。电极位置缩写同国际 10-20 系统的电极位置缩写，但蝶骨电极命名为 Sph-L（左蝶骨电极）和 Sph-R（右蝶骨电极）。

3. 颅内电极脑电图多为格栅电极和条状电极记录，导联排列多为参考导联。只有一例"岛叶癫痫病例"是立体定向脑电图记录，导联排列为双极导联。部分病例颅内电极脑电图导联命名为"CH"，其余病例颅内电极脑电图导联命名为"el"。

4. 颅内电极脑电图中个别电极点接触不良，这样的导联在截取脑电图图片时被删除，因此有的颅内电极脑电图中的导联序号不连续。

5. 本图谱主要为脑电图图谱，因此不含有头颅 MRI、MEG 和 PET 等其他无创检查结果。

6. 各章节所选取的病例均是采取手术治疗的病例，因此根据临床症状和脑电图特点可以进一步认识致痫灶的部位。

7. 图片中的最后一个导联 ECG 为心电导联。因部分心电导联图在发作时伪差较大，故截取图片时去除了心电导联。

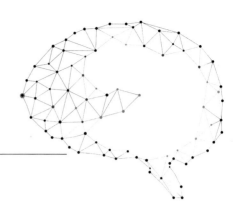

附录 2

缩　略　词

ECoG：electrocorticogram，皮层脑电图

EEG：electroencephalogram，脑电图

IED：interictal epileptic discharge，发作间期癫痫样放电

IEEG：intracranial electroencephalogram，颅内电极脑电图

MEG：magnetoencephalogram，脑磁图

MRI：magnetic resonance imaging，磁共振成像

MTLE：medial temporal lobe epilepsy，内侧颞叶癫痫

PET：positron emission tomography，正电子发射断层成像术

SEEG：stereoelectroencephalograph，立体定向脑电图

SOZ：seizure onset zone，癫痫发作起始区

SPECT：single photon emission computed tomography，单光子发射计算机断层成像术

TLE：temporal lobe epilepsy，颞叶癫痫